Norbert Messing

Die Basenpulver

Schach der Übersäuerung

Geheimrezepturen für ein
gesundes & vitales Leben
bis ins hohe Alter

Verlag Ganzheitliche Gesundheit

Impressum

1. Auflage 2003

© Copyright Verlag Norbert Messing

Postfach 1217, D-76663 Bad Schönborn

Telefon 07253/3718, Fax 07253/33955

E-Mail: info@messing-vgg.de, Internet: www.messing-vgg.de

Satz: Livingpage, Münster

Druck: Druckerei Steinmeier, Nördlingen

ISBN 3-927124-41-9

Inhaltsverzeichnis

Vorwort

Schach der Übersäuerung mit basischen Mineralien!
Basenpulver – eine wertvolle Hilfe für die optimale Säure-Basen-Balance

Gestandene Schulmediziner darf man auf Säuren und Basen gar nicht erst ansprechen: sie winken nur müde ab. Andererseits sind sich inzwischen sogar ausgewiesene Hochschulprofessoren nicht zu schade, darüber wissenschaftliche Kongresse abzuhalten. Trotz aller Widerstände der Orthodoxie wird immer stärker bewusst, dass viele körperliche Erkrankungen genau an diesem Punkt ihren Ausgang nehmen. Steht vielleicht die Azidose (Übersäuerung), wie einmal gesagt wurde, tatsächlich ausnahmslos „am Anfang einer jeden Erkrankung"? Mehr und mehr Indizien sprechen dafür. Wir zeigen Ihnen in diesem Ratgeber, wie Sie aus der Spirale einer zunehmenden, ja tödlichen Übersäuerung wieder herauskommen. Und zwar gleich im Dreischritt: per Speisezettel, durch Einbezug von Basenpulvern in die Kost sowie mit Hinweisen auf eine spezielle Acidose-Selbstmassage.

Hauptsächlich aber geht es an dieser Stelle um die Basenpulver: Diese umgibt der Nimbus des Wundermittels. Dafür steht z.B. ein Pionier wie Erich Roucka. Dieser vollbrachte allein mit dieser „Medizin" geradezu Wunder und versprach -vor dem 2. Weltkrieg, als er noch gut situiert war- jedermann ein Vermögen, dem es gelänge, ihn zu widerlegen und Basenpulver als wirkungslos zu „entlarven": Die ausgesetzte Prämie -bar bei einer Bank für diesen Zweck hinterlegt- wurde nie eingelöst – was ein leichtes gewesen wäre, hätte es sich um bloße „Scharlatanerie" gehandelt.

Basenpulver sind also mehr als nur eine Spielerei oder Spinnerei. Vielen Menschen haben sie nicht nur Hoffnung, sondern auch Heilung und damit ein neues Leben geschenkt, und dies nun schon seit mehreren Generationen. Zwischenzeitlich hatte man darauf allerdings fast schon wieder vergessen. Heute aber erlebt diese Therapie- und Ernährungsform eine Renaissance, sowohl in der Naturheilpraxis wie in Kliniken oder innerhalb von Kurformen wie dem Fasten sowie der Mayr-Therapie – und natürlich der Patienten-Selbsthilfe.

Die zentrale Rolle der Säuren und Basen

Die Zeugnisse, die von der Bedeutung der Säure-Basen-Regulation für unser Gesundheits- oder Krankheitsschicksal künden, sind geradezu überwältigend. Dies nimmt schon beim „Urvater" der Ärzte, Hippokrates von Kos, seinen Anfang, der da erkannte und formulierte: „Von allen Zusammensetzungen unserer Körpersäfte wirkt sich die Säure zweifellos am schädlichsten aus." Einer unter vielen frühen Warnern war vor gut einem Jahrhundert Dr. Paul Carton, ein französischer Lungenspezialist, der bereits in der ersten Hälfte des 20. Jahrhunderts auf die Gefahren einer säureüberschüssigen Fleischkost aufmerksam machte und äußerte: „Durch unsere moderne Lebensweise, durch das viele Sitzen, den Mangel an Sauerstoff und den Konsum von Nahrungsmitteln mit nur wenig Katalysatoren werden zahlreiche Gesundheitsstörungen hervorgerufen, die auf eine Übersäuerung zurückzuführen sind". Diese Erkenntnis brach sich dann erst sehr viel später Bahn. Einer der frühen Pioniere der Vitaminforschung, Dr. Tom D. Spies, Professor für Ernährungswissenschaft und Stoffwechsel, äußerte im Jahr 1958 im Rückblick auf die Umwälzungen seit den 30er und 40er Jahren des 20. Jahrhunderts: „Heute sind Bakterien nicht unser Hauptfeind. Die ärgste Bedrohung unserer Gesundheit ist in der inneren Gleichgewichtsstörung der Bestandteile unserer Gewebe zu sehen, die aufgebaut und erhalten werden durch die Chemikalien in der Luft, die wir atmen, in dem Wasser, das wir trinken, und in der Nahrung, die wir zu uns nehmen". Noch lange aber waren entsprechende Einsichten und Ansichten in der offiziellen Medizin verpönt. Noch Dr. Catherine Kousmine konstatierte: „Ein schlecht funktionierender Säuremetabolismus ist, obschon von der Schulmedizin kaum zur Kenntnis genommen, oft die Ursache für zahlreiche Beschwerden, die mit Anämien, kalkabbauenden und gewebezersetzenden Prozessen sowie Sekundärinfektionen einher gehen." In neuerer Zeit wurden die Stellungnahmen dann immer eindeutiger und kompromissloser: „Die Übersäuerung ist die Ursache der meisten Krankheiten" urteilte z.B. der Rheuma-Spezialist Dr. Klaus Hoffmann. Und Prof. Hademar Bankhofer, seit langem in den Medien als Ernährungs-Sachverständiger präsent, formulierte: „Viele Menschen haben ein gesundheitliches Problem, rätseln wegen der Ursache und ahnen nicht, dass es sich oft einzig und allein um eine Übersäuerung des Organismus handelt. Die Auswirkungen einer Bindegewebsübersäuerung können mitunter erschreckend sein. Daher ist es ganz wichtig, dass wir alle ein „saures Milieu" in unserem Körper so rasch wie möglich bekämpfen". Auch der Ernährungsberater, Gesundheitspraktiker und Vollwert-Gourmetkoch (eine seltene Kombination) Dr. Devanando O. Weise betont die Bedeutung einer basenüberschüssigen Kost im Verhältnis 80:20 und stellt diesen Regulationskreis ganz in den Mittelpunkt von Gesunderhaltung und Genesung. Denn die dadurch ermöglichte „Entschlackung und Entgiftung des Körpers ist die entscheidende Voraussetzung für Gesundheit: Krankheiten sind fast immer die Folge von Vergiftungen im Körper".

Die Grundlagen

Das Leben ist eine Gratwanderung – Die Säure-Basen-Regulation

Was entscheidet über Gesundheit und Krankheit? Hippokrates hatte darauf eine einfache Antwort: die richtige Mischung der Körpersäfte. Und so simpel diese Antwort auf den ersten Blick scheint – er könnte Recht behalten. Denn unser Leben kommt einem akrobatischen Drahtseilakt gleich. Würde sich z.B. der pH-Wert des Blutes um nur wenige Zehntelgrad verschieben, müssten wir sterben. Die Natur kennt in diesem Punkt kein Pardon. Viele Reaktionen im Körper, ob nun bei der Verwertung von Nährstoffen im Darm oder in den Zellen, benötigen ein bestimmtes, meist leicht basisches Milieu, sonst können sie nicht ordnungsgemäß ablaufen. Säure ist hier tatsächlich oft gleichbedeutend mit Tod, und genügend **basische Puffersubstanzen stellen so etwas wie unsere Wegzehrung auf dem Weg zu einer optimalen Gesundheit** dar.

Womit wir es hier zu tun haben, ist also alles andere als ein Randphänomen. Wenn wir einen Blick zurückwerfen, so galt die „Basentheorie nach Ragnar Berg" in den 20er Jahren des vergangenen Jahrhunderts als Inbegriff der Naturheilkunde und alternativen Reformernährung schlechthin. Die Gewissensfrage „basisch?" oder „sauer?" stand im Zentrum umwälzender Konzepte für eine Erneuerung der Gesundheit – und da gehört dieser Aspekt wie immer mehr Experten meinen auch wieder hin. Noch gibt es in dieser Hinsicht aber erhebliche Widerstände zu überwinden:

Was die amtliche Ernährungsberatung (noch) meint: Stellungnahme aus der Steinzeit des Wissens

„Ein Überschuss an Säuren oder Basen wird durch verschiedene Regulations- und Eliminationssysteme im Organismus verhindert. Die Kapazität dieser Systeme ist beim gesunden Erwachsenen so hoch, dass auch einseitige und extreme Nahrungseinflüsse auf den Säure-Basen-Haushalt ausgeglichen werden können. Heilsversprechungen durch Säure-Basen-Lenkung, die von Vertretern alternativer Kostformen gegeben werden, entbehren jeder wissenschaftlichen Grundlage und wecken nicht erfüllbare Hoffnungen bei verzweifelten Patienten." Dies meint der Verband der Ernährungswissenschafter Österreichs. Schon etwas besonnener und reflektierter (und informierter) klingt es in einem soeben erschienen Fachbuch zur Ernährungsmedizin. Zwar urteilt man auch dort, dass die Wahrscheinlichkeit einer *akuten* Übersäuerung nicht sehr groß sei, fügt aber an: „Ob eine überwiegend basenbildende Kost die Ansammlung von Säuren im Bindegewebe verhindert und so Zivilisationskrankheiten vorbeugen kann, bleibt nach dem derzeitigen Kenntnisstand offen". Erfreulich ist, dass sich Ernährungswissenschaftler wie Prof. Claus Leitzmann sehr sachlich und ohne Scheuklappen um diese Frage bemühen und die Zusammenhänge nicht mehr in Bausch und Bogen ins Reich der Legendenbildung verbannen. Der zitierten, allzu beschönigenden „offiziellen" Einschätzung ist im Hinblick auf das Blut allerdings zuzustimmen. Dort ist jedoch die eigentliche Bühne für das

Übersäuerungsgeschehen gar nicht angesiedelt. Die zuverlässige Säure-Basen-Regulation auf diesem Sektor sagt deshalb, wie wir sehen werden, gar nichts über die – mögliche, wahrscheinliche – Gewebsazidose oder eine solche der Körperzellen aus. Übersäuerungszustände sind hier durchaus an der Tagesordnung, und sie zu neutralisieren fällt dem Organismus ungleich schwerer als beim Blut. Im Gewebe ist eine vorübergehende Übersäuerung üblicherweise nicht unmittelbar lebensbedrohlich, sieht man einmal vom Herzmuskel oder Säurekrisen im Bereich der Hirngefäße ab. Auf Dauer sind jedoch auch in diesem Fall die Folgen oft dramatisch.

Zum Weiterlesen: C. Leitzmann u.a.: Ernährung in Prävention und Therapie. Hippokrates Verlag, Stuttgart 2001, 478 S., ISBN 3-7773-1141-3.

Unser übersäuerter Alltag

Azidose (von lat. acidus = sauer) ist Realität, keine Einbildungen von Laien. Unsere Kost hat ganz eindeutig eine saure Schlagseite. Dazu trägt einerseits die falsche Lebensmittelauswahl bei. Denn auf dem Speisezettel dominiert säuernde Eiweißkost. Sogar das zwischenzeitlich verpönte Rindfleisch hat nur eine kleine Schwächeperiode durchlitten und schon wieder bis auf 90% der früheren Verzehrswerte zugelegt. Hinzu kommen mannigfache Milchprodukte, und man darf nicht vergessen, dass auch das Getreide bei allen sonstigen Vorzügen leicht übersäuernd wirkt. Ohne Übertreibung lässt sich daher mit Norbert Treutwein sagen, dass deutlich mehr als 90% aller Bundesbürger zur Kategorie „saurer Mensch" gehören.

Groteskes Missverhältnis: Für die USA hat man folgendes ermittelt: Die durchschnittliche Kost enthält etwa 70 bis 80% säurebildende Bestandteile und nur ungefähr 20% oder etwas mehr basenbildende Elemente. Es kann durchaus vorkommen, dass in manchen Familien durch Fertiggerichte, die „Schnelle Welle" (Mikrowellen-Geräte), Außer-Haus-Essen, Fast Food usw. eine ganze Woche lang so gut wie keine alkalisierenden Lebensmittel verzehrt werden. Bei uns sieht es mancherorts inzwischen nicht viel anders aus. Die gesunden, von der Natur eigentlich vorgesehenen, gewünschten und benötigten Verhältnisse stehen Kopf, das Missverhältnis zwischen Soll und Haben ist eklatant und sollte die Ernährungsberatung alarmieren – was aber, jedenfalls im Hinblick auf die Oecotrophologie und amtlich beglaubigte Praxis, bis zum heutigen Tag in keiner Weise der Fall ist.

Die chemischen Grundlagen

Woher die Säuren stammen und wie man sie aufspürt

Bei der Energiegewinnung entsteht ständig Kohlensäure, also in Wasser gelöstes Kohlendioxid. Diese wird weitgehend abgeatmet (vereinfachtes Schema: Sauerstoff-Einatmung, Kohlendioxid-Ausatmung).

Säuren werden außerdem durch die Nahrung aufgenommen (Fruchtsäuren, Fettsäuren, Aminosäuren, Milchsäuren...).

Schließlich entstehen darüber hinaus auf allen Stufen bei der Verwertung der Nährstoffe noch diverse Säuren als Zwischenprodukte, z.b. Harnsäure, Phosphorsäuren.

Die Maßeinheit zur Bestimmung von Säuren und Basen ist der pH-Wert. Er steht für die jeweilige Konzentration von Ionen in einer Flüssigkeit. Sauer ist eine Lösung dann, wenn sie viele elektrisch positiv geladene Moleküle enthält (H+-Ionen; H = Wasserstoff). Basische Lösungen sind gekennzeichnet durch elektrisch negativ geladene Moleküle (OH--Ionen = Hydroxyl-Gruppe).

Die magische Skala

Ein pH-Wert von 7 auf der Skala von 0 bis 14 ist neutral. Werte darunter sind zunehmend sauer. Werte darüber zunehmend basisch (synonym: alkalisch).

0 bis 6,9 = stark sauer bis leicht sauer

7,0 = neutral

7,1 bis 14 = zunehmend basisch

Bei den Wertangaben handelt es sich um logarithmische Größen. Ein Punkt auf der Skala muss mit dem Faktor 10 multipliziert werden. Das heißt: Rutscht der pH-Wert des Urins von 6,5 auf 5,5, so stellt dies ein dramatisches Geschehen dar. Er ist dann zehnmal saurer als zuvor.

9

Was uns sauer macht

Der Übersäuerungs-Zirkel

Über die Nahrung (tierisches Eiweiß aus Fleisch, Milchprodukten u.a.) werden unzuträglich große Mengen an Säuren oder säuernden Bestandteilen zugeführt.

Alle Formen von Säuren stellen im Körper ein Gefahrengut dar. Sie müssen neutralisiert, „abgepuffert" werden. Dazu bedarf es der Mineralstoffe.

Solche „Alkalimetalle", wie man bestimmte Mineralien auch genannt hat, gewinnen wir im besten Fall aus der Nahrung selbst.

Stehen sie infolge von Ernährungsmängeln nicht ausreichend zur Verfügung, muss die sog. Alkalireserve mobilisiert werden. Diese befindet sich zu wesentlichen Teilen in Form des dort gebundenen, eingelagerten Calciums in den Knochen.

Werden die Ressourcen des Organismus durch die Mangelwirtschaft in dieser Weise dauerhaft geplündert, stellt sich Knochenentkalkung (Osteoporose) ein und viele weitere Gewebe erleiden Schäden.

Der entscheidende Faktor:
Die Pufferkapazität und wie man sie verbessert

Mit diesem zentralen Begriff bezeichnet man die Fähigkeit des Stoffwechsels, die durch die Nahrung aufgenommenen oder bei deren Verwertung entstehenden Säuren gleich an Ort und Stelle neutralisieren zu können.

Was passiert, wenn dies nicht gewährleistet ist? Scheinbar nichts. Denn der pH-Wert im Blut bleibt konstant. Trotzdem spielt sich Entscheidendes und durchaus Beunruhigendes ab: der Körper greift nämlich auf die erwähnten „eisernen Reserven" zurück.

Der entscheidende Faktor für die Pufferkapazität sind die sog. Erd- oder Alkalimetalle. Dazu zählen in erster Linie die Mineralstoffe Calcium, Kalium, Magnesium und Natrium sowie Eisen und Zink. Sie können an die Stelle des Wasserstoffs treten und „mit dem Säurerest Verbindungen eingehen, die man Salze nennt und die nicht mehr sauer reagieren" (H. Neumann). Dr. Worlitschek nennt sie „Entsäuerungs-Mineralien", und an ihnen herrscht heute, bedingt durch Veränderungen auf dem Speisezettel und beim Lebensmittelangebot (Überdüngung; hochgezüchtete Sorten) ein auffälliger Mangel, auch wenn die amtliche Ernährungsmedizin behauptet, dass der Bürger bei einer „abwechslungsreichen Mischkost" ausreichend versorgt ist. Säurebildende Mineralstoffe dagegen sind: Schwefel, Phosphor, Chlor, Fluor, Jod, Silicium.

Das Lackmus-Papier ist bei vielen Menschen immer dabei. Besonders der Urin lässt sich mit diesem Hilfsmittel leicht kontrollieren. Darüber hinaus kann es aufschlussreich sein, gelegentlich den pH-Wert des Speichels zu messen.

Praxistipp: Teststreifen zur Bestimmung des pH-Wertes von Flüssigkeiten gibt es preiswert in der Apotheke oder Drogerie. Beispielsweise solche für den pH-Bereich zwischen 4,0 (sauer) und 7,5 (basisch). Die Kontrolle des Urins darf aber wirklich nur als „Indikator" dienen und nicht als letzte Gewissheit hinsichtlich des Übersäuerungsgrads im Körper. Um halbwegs aussagekräftige Resultate zu erzielen, sollte man über einen Zeitraum von mindestens einer Woche dreimal täglich entsprechende Tests vornehmen, und zwar zu festgelegten Zeiten, und die Daten in eine Tabelle eintragen. Richtlinie: die Werte sollten höher liegen als pH 7 oder 7,5. Bewegen sie sich in der Tendenz darunter, muss man von einer korrekturbedürftigen „sauren Stoffwechsellage" ausgehen. Pendelt der Wert gar ständig um 6 oder 5, was durchaus vorkommt, ist „Gefahr im Verzuge" (Dr. Collier).

Wer das Maß der persönlichen Übersäuerung zuverlässiger bestimmen lassen will, muss auf die sog. Titrationsmessung, Untersuchungen z.B. nach Sander zurückgreifen. Welches Verfahren hier die aussagekräftigsten Ergebnisse liefert, ist auch unter den jeweiligen Instituten umstritten. *Infos können Sie bei Speziallabors einholen: Labor Dr. Bayer (Sander-Test), Bopserwaldstr. 26, 70184 Stuttgart oder beim Labor Glaesel, Postfach 5264, 78431 Konstanz, Telefon 07531/63363, Fax 67444 (große chemische Harnanalyse).*

Liegt eine Übersäuerung objektiv vor, stellen Basenpräparate eine willkommene erste Nothilfe dar. Es gibt solche Pulver und Tabletten inzwischen in reichlicher Auswahl. Man muss dabei verschiedene Typen von alkalischen Ergänzungen unterscheiden. Die einfachsten basieren allein auf Natriumhydrogenkarbonat („Natron"). Andere setzen sich etwas komplexer zusammen und enthalten noch Magnesium-, Kalium-, Calcium- und Phosphorverbindungen. Die bekanntesten Basenpräparate sind wohl Basica und Bullrich's Vital. Lange Zeit populär war das „Kaiser Natron" (Pulver und Tabletten). Bei Therapeuten beliebt und von ihnen empfohlen werden z.B. Rebasit und Neukönigsförder Mineraltabletten.

Ein geeignetes Basenpulver kann man sich relativ preiswert selbst in der Apotheke aus den einzelnen Zutaten mischen lassen. Empfohlen wird hier z.B. von Harald Hosch eine Mixtur aus: Natrium phosphoricum (10 Teile), Kalium bicarbonicum (10 Teile), Ž Calcium carbonicum (100 Teile) sowie Natrium bicarbonicum ad (200 Teile). Weitere Rezepturen finden Sie weiter unten.

Handelt es sich bei all diesen vorgestellten Erzeugnissen um Mischungen aus anorganischen Salzen, so gehen einige wenige Hersteller einen anderen Weg: man setzt auf pflanzliche Mineralstoffe, d.h. auf von Natur aus harmonisch ausbalancierte Gemische im pflanzlichen Verbund. Dies gilt z.B. für Minactiv (Dr. Metz KG, Reformhaus) oder die Orgon-Wurzelkraft-Produkte (Apotheke).

Übersäuerung macht krank – ganz real

Es ist in der Medizin durchaus bekannt, dass viele ernste Krankheitsbilder mit einer Milieuverschiebung in den sauren Bereich verbunden sind. Dies gilt z.b. für den Diabetes, Angina pectoris oder Rheumaerkrankungen. In ähnlicher Weise konnten Zusammenhänge mit Herzinfarkt, Schlaganfall, Krebs und sogar seelischen Erkrankungen wie Schizophrenie oder Psychosen hergestellt werden (Treutwein). Sauer macht hier gar nicht lustig, sondern verdüstert eher das Gemüt und führt zu Depressionen.

Bemerkenswert ist vor allem, dass zahlreiche Grundfunktionen des Organismus durch die chronische, latente Übersäuerung aus Nahrung und Lebenswelt geradezu unterminiert werden. So schnellt die Produktion von Stresshormonen nach oben, was in vieler Hinsicht riskant ist. Blutzucker und Blutdruck steigen an, es stellen sich (Durch-) Schlafprobleme ein und die Neigung zu entzündlichen Vorgängen ist deutlich erhöht. Bei Übersäuerung laufen wir auf höherer Drehzahl (Körpertemperatur, Stoffwechselrate, höhere Atemfrequenz, Übernervosität), was unsere Lebenskräfte schneller verzehrt.

Ganz entscheidend fällt ins Gewicht, dass die zunehmende Übersäuerung den Zellstoffwechsel, also die Grundlage unserer Gesundheit und Erneuerung, Zug um Zug verschlechtert und sogar zum Erliegen bringen kann. Die Austauschprozesse werden hier an allersensibelster Stelle gravierend gestört, und dies betrifft nicht nur die Versorgung der Zellen mit Nähr- und Wirkstoffen, sondern auch die Beseitigung von verbrauchter Substanz.

Das Kleinkind ist noch ganz frei von Säureablagerungen. Der Erwachsene zeigt sich zunehmend verschlackt und „sauer". Altern, so lässt sich daraus ableiten, ist zu einem wesentlichen Teil auch eine Folge solcher säurebedingter und sich zuspitzender Verschlackungsvorgänge.

Wissenswertes um die Säuren und Basen

Trennkost = basische Kost!

Getrennt marschieren – gemeinsam gegen die Säuren auftreten: Trennkost und Basentheorie entwickelten sich unabhängig von einander. Aber auch und gerade die Erfahrungen der Trennkost belegen den Stellenwert eines ausgewogenen Säure-Basen-Haushalts für unser gesundheitliches Schicksal. Zwar wird das Trenn-Gebot (Kohlenhydrate und Eiweiß sollen jeweils nur für sich und nicht gemischt verzehrt werden) von der herrschenden Ernährungslehre rundweg abgelehnt. Eine nicht weniger wichtige Säule dieser „Diät" besteht jedoch in der konsequenten Bevorzugung von basenbildenden Lebensmitteln. Der Schöpfer der Ernährungsweise, der amerikanische Arzt Dr. William Howard Hay (1866-1940), hatte schon vor rund 100 Jahren die Behauptung aufgestellt, dass die moderne Ernährung – sie stand damals noch ganz am Anfang-durch Überernährung und eiweißüberschüssige Kost sowie leere Kalorien zu einer Übersäuerung des Körpers führt. Auf keinen Fall sollen Kohlenhydrate mit Proteinen und Fruchtsäuren zusammen in einer Mahlzeit aufgenommen werden, wie dies heute bei Müslis beispielsweise üblich ist und sogar ausdrücklich empfohlen wird. Dr. Hay selbst erzielte mit seinem Konzept erstaunliche Heilerfolge z.B. bei schweren Fällen von Diabetes – was seine Standeskollegen aber nur zum Anlass nahmen, ihn ohne Überprüfung der Umstände zum Scharlatan zu erklären. Die ganz unbestreitbar positiven Erfahrungen mit der Trennkost beruhen ganz sicher zu erheblichen Teilen auf der konsequenten Umsetzung einer säurewidrigen Ernährung.

Säuren & Körpersäfte

Basen sind gut und friedlich – nicht überall im Körper darf es jedoch alkalisch zugehen. Dies zeigt allein schon das Beispiel des Magens. Dort nämlich landet die aufgenommene Nahrung gleich in einem starken Salzsäurebad. Säure ist hier zur Zerlegung der Nährstoffe und als Barriere gegen Keime notwendig. Auch im Dickdarm herrscht infolge der Aktivität zahlloser Milchsäurebakterien ein saures Milieu vor und ist zur Aufrechterhaltung der Gesundheit durchaus erwünscht. Sieht man aber von solchen Ausnahmen ab, so gilt jedoch grundsätzlich: Basen haben im Körper Vorfahrt. Dies beginnt gleich auf der ersten Etappe der Reise der Speise durch den Körper:

- Speichel sollte unbedingt basisch sein. Beleg: Tiere in freier Wildbahn, also in ihrem natürlichen Lebensraum mit der ihnen von der Natur zugedachten Nahrung, weisen einen stark basischen pH-Wert von 8 bis 9 auf. Der mit Zivilisationskost gemästete Mensch muss oft schon froh sein, wenn er über einen Wert von 7 hinauskommt. Bei ständiger Fehlernährung reagiert früher oder später auch der Speichel, das Mundmilieu, sauer. Der pH-Wert kann -nach Erfahrungen von Fred W. Koch- dabei auf einen Wert von 5 absinken! Dies heißt: Alarmstufe 1.

- Der Blut-pH-Wert von 7,35 bis 7,45 (schwach alkalisch) charakterisiert uns als „basische Lebewesen".

- Urin: Als „optimal" gilt hier ein pH-Wert um 7,5. Im Krankheitsfall sinkt er mitunter auf 4 ab (stark sauer). Bei Babys lassen sich Werte von 8 und mehr (deutlich basisch) messen. Was ist wünschenswert? Der übliche pH-Wert des Urins liegt beim Zivilisationsbürger zwischen 5 und 5,5. Dies wird als „normal" eingestuft (weil eben ein „Durchschnittswert"), ist aber schon Ausdruck der generellen Übersäuerung der Körpersäfte und Gewebe.

- Dünndarm: Der Ort der Resorption, Verwertung der Nährstoffe. Hier findet sich ein pH-Wert von 6,8 bis 7. Sie werden oft in den Säure-Basen-Ratgeber lesen können, dass Enzyme nur im basischen oder neutralen Bereich arbeiten können. Magen und Dünndarm widerlegen diese Behauptungen. Der Magensaft ist eine starke Säure, die Verdauungssekrete, die in den Dünndarm fließen, sind zwar stark basische, der Verdauungsbrei selbst aber leicht sauer bis neutral. Sehr ungünstig ist es jedoch, wenn der pH-Wert unter die aufgeführten physiologischen Werte abrutscht. Dann kommt es z.B. zur Geschwürbildung. Es sollen bei ungünstiger Ernährung und bei Verdauungsstörungen im Dünndarm schon Werte von 6,5 gemessen worden sein – dies führt zwangsläufig zu einer unzureichenden Verwertung der Nahrung, zu Blähungen und anderen starken Beschwerden.

- Bindegewebe: 7,0 bis 7,1 (leicht basisch).

- Zellen: 6,8 bis 7,0 (leicht sauer).

Zum Vergleich: Das Trink-Wasser weist üblicherweise einen pH-Wert von genau 7 auf.

Streithähne und Streitfälle

Bittere süße Früchte?

Die Rolle der in praktische allen Obstsorten und besonders den Südfrüchten enthaltenen Fruchtsäuren ist umstritten. Fred W. Koch, Are Waerland in seinen späteren Jahren und viele amerikanische Spezialisten meinten und lehrten, dass man sie voll dem Säure-Konto belasten müsse, was Ananas & Co. zu „Säurebildnern" macht. Der Großteil der Interpreten (einschließlich der „Sonnenköstler") bei uns hat sich der Partei des schweizerischen Naturarztes A. Vogel (1902-1996) angeschlossen und geht davon aus, dass solche Früchte im Körper „basisch verstoffwechselt" und die Säurereste über die Lungen ausgeschieden werden. Dann müssten dieselben Autoren aber auch den Fabrikzucker zu den zumindest neutralen Nahrungsmitteln zählen, was sie nicht tun. Denn auch dabei geschieht eben dies, dass nämlich die gebildeten oder vorhandenen Säurereste durch Umbau zu CO_2 problemlos abgeatmet werden. Manche Autoren machen es sich auch dadurch einfach, indem sie sagen, die selben Früchte würden mal basisch, mal sauer aufgeschlossen, je nachdem, wie gut die Verdauung arbeitet – da liegt der Schwarze Peter ganz beim ratlosen Leser.

Unsere Empfehlung: Wie immer hat nicht eine Seite die Wahrheit gänzlich für sich gepachtet. Wir tun gut daran, uns bei der Säure-Basen-Ernährung nicht allein auf (Süd-) Früchte zu verlassen und dürfen die enthaltenen Säuren nicht gänzlich vernachlässigen. Hohe Anteile an Fruchtsäuren enthalten vor allem getrocknete Aprikosen (8 g/100 g), Limetten (6,0), Zitronen (5 g), Rosinen (4,6 g), Johannisbeeren (schwarz: 3,3 g; rot: 2,4 g). Relativ geringe Mengen finden sich in Birnen (0,4 g), Feigen (frisch: 0,5 g), Pfirsichen (0,6 g). Bei den meisten übrigen Früchten (ob nun Apfel oder Apfelsine) bewegt sich der Fruchtsäure-Gehalt zwischen einem und zwei Gramm.

Auch an der Milchsäure scheiden sich die Geister. In Ratgebern wird sie oft als entsäuernd und basenbildend eingestuft. Milchsäurehaltige Produkte wie z.B. Kwasz oder Brottrunk haben ganz zweifellos ihre bedeutenden gesundheitlichen Meriten, beispielsweise was die positive Beeinflussung der Darmflora angeht. Aber wie alle zusätzlichen starken Säuren entziehen solche Produkte „dem Körper lebenswichtige Mineralstoffe; erstrangig den phosphorsauren Kalk aus den Knochen und weichen Geweben" (H. Neumann).

Wie weit die Interpreten auseinander -und zum Teil daneben- liegen: Beispiel Sauerkraut. Die einen warnen davor, da sie die Milchsäure zu den starken (organischen) Säuren zählen. So etwa einst die Fraktion um Fred W. Koch. Andere wiederum bezeichnen das Sauerkraut als vorzügliche Hilfe, um ein „ideales basisches Gleichgewicht im Organismus" herzustellen (H. Bankhofer). Beispiel Trauben: Sie werden in Tabellen einmal mit +7 (Dr. O. Roelen; das Pluszeichen+ steht für basisch) und dann wieder mit -7 (amerikanische Quellen; das Minuszeichen – steht für sauer) angegeben. Ähnlich kontrovers beurteilt werden beispielsweise auch Sojaprodukte.

So halten Sie Balance

Die „Grundgesetze" einer sicheren Säure-Basen-Praxis hatte im wesentlichen schon Dr. Ragnar Berg formuliert. Ganz entscheidend ist dabei die Menge an basen- und säurebildenden Stoffen, die wir uns mit der Nahrung zuführen. Hier muss das heilsame, „magische Verhältnis" 4 : 1 (oder in Prozent: 80% Basen : 20% Säuren) unbedingt eingehalten werden.

Die Basen-Speisekarte:

Damit sind Sie im sicheren Bereich: Top-Spezialisten in Sachen Basen sind die **Gemüse**. Besonderer Tipp: Spinat, Fenchel, Endivien (und andere Salatsorten), Kohlgemüse (nur Rosenkohl tanzt hier, wie manche meinen, aus der Reihe), Rettich und Radieschen, Artischocken, Zucchini, Kartoffeln. Eine günstige Bilanz weisen an zweiter Stelle, was manche überraschen wird, die Pilze auf, also Pfifferlinge, Steinpilze, Champignons. Erst dann folgt das Ž Obst, von Aprikosen über Pfirsichen, Pflaumen bis Bananen oder Roten Johannisbeeren. Sie werden es oft anders lesen, aber natürlich müssen auch die Obstsäuren sehr wohl neutralisiert werden; Grapefruit z.b. wirkt leicht, Orangensaft unter Berücksichtigung der Fruchtsäuren sogar deutlich säuernd. Besonders unreife Früchte sollte man meiden – und fast alles Obst wird heute, wegen der weiten Transportwege, vor der Zeit geerntet. Unter „Ferner liefen" seien bei den Basenspendern auch Molke (jedenfalls solche, die nicht mit Eiweiß angereichert ist) und Buttermilch besonders erwähnt.

Unser Tipp: Würzen Sie kräftig! Nicht mit Salz, sondern mit Kräutern (Basilikum, Majoran, Dill u.a.). Schon diese Maßnahme füllt die Basenreserven mächtig auf.

Zurückhaltung sollten Sie üben bei: Fleisch, Hartkäse, Eiern, Fisch. Auch die von vielen geliebte „Pasta", Kernstück der italienischen Küche, ist stark säuernd. Nicht weniger sind es Cornflakes, Zwieback, Hartkäse sowie alle Nüsse (außer Mandeln, bei denen es sich eigentlich um eine Steinfrucht handelt). Ähnlich sieht es beim Brot und den sonstige Backwaren aus, selbst wenn sie aus dem vollem Korn gebacken sind. Auch Kaffee macht einen „sauren Urin", die zugrundeliegenden physiologischen Vorgänge sind hier aber noch nicht geklärt.

Sicher im Gleichgewicht: Was Sie unbedingt beachten müssen

Hüten Sie sich vor der „Eiweiß-Mast"! Sie gehört zu den typischen Besonderheiten unserer krank machenden modernen Ernährung. Prof. Lothar Wendt konnte bereits vor 50 Jahren eindrucksvoll nachweisen, dass ein Überschuss an Proteinen aus Fleisch, Fisch, Milchprodukten (aber auch Hülsenfrüchten wie Bohnen, Linsen, Soja) die Austauschprozesse im Bereich der Kapillaren behindert und die Blutgefäße (Basalmembran) verdickt. Eiweißüberernährung mit tierischen Produkten ist die Hauptquelle für zuerst schleichende (latente) und dann ausgeprägte, mit chronischen Leiden einhergehende (manifesten) Azidosen.

Nehmen Sie auch hier die Natur zum Maßstab: Die einzige unumstrittene, speziell dem Menschen (vorübergehend) zugedachte Nahrung stellt die Muttermilch dar. Sie enthält vergleichsweise nur sehr wenig Eiweiß – obwohl der Körper des Babys sich während dieser Zeit in einer stürmischen Wachstumsphase befindet. Bezogen auf die Verhältnisse beim Erwachsenen, kann man den maximalen Eiweiß-Bedarf des Säuglings auf etwa 40 g/Tag oder etwas mehr hochrechnen.

Sind wir dann ausgewachsen, konsumieren wir heute ungefähr 100 g und mehr davon, ohne solche üppige Portionen für die massive Neubildung von Gewebe zu brauchen. Dies ist für den Stoffwechsel und die Puffersysteme nicht zu packen und kommt schon einer akuten Vergiftung gleich.

Mineralstoffe erweisen sich als A und O. Nur sie sind es, die für eine ausreichende (besser überreichliche) Pufferkapazität im Organismus sorgen. Wie Schätzungen zeigen, war die ursprüngliche, urtümliche Nahrung des Menschen um ein Vielfaches mineralienreicher als die moderne Industriekost. Wildpflanzen enthalten üblicherweise wesentlich mehr Spurenstoffe als Kulturpflanzen. Ein Kaliummangel beispielsweise (bei Fast Food und anderer hochverarbeiteter Fertigkost die Regel) führt zur intrazellulären Azidose, also zu einer Übersäuerung im Zellinnern. Dies ist eine ganz tückische Erscheinung, weil sie bislang praktisch kaum je überprüft wird bzw. werden kann. Bei den „Puffersubstanzen" müssen wir großzügig ausgestattet sein. Denn auch eine gesunde Gewohnheit wie der Sport produziert infolge der angeregten Muskeltätigkeit zusätzliche Milchsäure, bei deren Neutralisation basische Elemente verbraucht werden. Im Lehnstuhl sitzen zu bleiben wäre aber andererseits völlig verkehrt. Denn Körperaktivität ist nötig, um den entsäuernden Lymphfluss aufrechtzuerhalten. Ohne diese muskuläre Mithilfe verschlacken die Gewebe hoffnungslos. Optimal unterstützt wird die Entschlackung durch spezielle Massagen, die man auch selbst durchführen kann und wie sie die ausgewählten Beispiele unseres Praxisteils demonstrieren.

Das Herzstück einer jeden Basen-Kur oder Azidose-Therapie bildet eine bewusst und betont mineralienreiche Kost (Mineralstoffe und Spurenelemente), gegebenenfalls unter Einbezug pflanzlicher (wenn immer möglich) und nicht nur anorganischer, isolierter Komponenten.

Versteifen Sie sich dabei nicht penibel darauf, ob ein Lebensmittel in den Tabellen mit + 8,3 oder + 8,7 angegeben ist. In dieser Hinsicht gibt es noch manchen Klärungsbedarf und so unvermeidlichen wie müßigen Streit. Orientieren Sie sich lieber am konkreten Mineralstoffgehalt der jeweiligen Früchte oder Speisen.

Pülverchen und Pillen sind kein Patentrezept. Es ist gut, dass es Basenpulver und pflanzliche Mineralstoffergänzungen gibt. Ziel sollte aber sein, bei der Ernährung die Weichen neu zu stellen. Der Speisezettel muss auf „natürliche Beine" gestellt werden. Wir sollten wieder zu den Wurzeln zurückkehren, oder zumindest den Weg dorthin einschlagen.

Denn was uns die Natur als Nahrung zugedacht hat, nämlich mineralstoffreiche und vornehmlich pflanzliche Frischkost, können wir nicht ohne Schaden und Sanktionen ignorieren.

Unser Tipp: Als natürliche, völlig unschädliche „Basenflut" für den Körper eignet sich erklärtermaßen eine Spezialität, der einst Are Waerland ihren Namen gegeben hat: Das **Excelsior-Getränk.** *Dazu verwendet man das Kochwasser von in der Schale gegarten Kartoffeln, Möhren, Sellerie, Würzkräutern sowie 1 bis 2 Esslöffel Leinsamen und zusätzlich noch „allerlei Abfall von der Rohkostmahlzeit" (also Schalen, Kerngehäuse, Stängel, Strunke, Kohlrabi- oder Rübenblätter etc.). In das abgeseihte Wasser gibt man abends noch 1 oder zwei Esslöffel Weizenkleie und lässt es über Nacht stehen. Morgens sollte man das Getränk dann langsam, in kleinen Schlucken, zu sich nehmen.*

Azidose-Therapie: Entsäuern aber nicht säurefrei leben!

Fast jeder von uns tut gut daran, den Körper zu entsäuern. Dies bedeutet jedoch nicht, ganz ohne Säuren zu leben, was auch gar nicht möglich wäre. Im Hinblick auf die Säuren und Basen sollten wir westliche Vorstellungen („Entweder-Oder") ablegen und uns fernöstlichen Vorstellungen (Gesundheit = „harmonischer Ausgleich der Gegensätze") öffnen. Eine Nahrung ist nicht deswegen schon „schlecht", weil sie im Körper Säuren bildet. Neutrale Nahrungsmittel müssen wiederum nicht bekömmlich sein. Dies gilt z.B. für Fabrikzucker, der -dies steht fest, auch wenn Sie es in fast allen Entsäuerungs-Ratgebern anders lesen werden- den Säurebasenhaushalt praktisch nicht belastet (allenfalls dadurch, dass er als Calcium-Räuber fungiert).

Säuren sind nicht „böse". Die einen schimpfen über die angeblich aggressiven Säuren in Südfrüchten. Andere über „säuernde Nüsse". Dies alles ist vollkommen überzogen. Man darf säurehaltige, säuernde Kost wie z.B. Getreide oder bestimmte Hülsenfrüchte nicht per se „verteufeln". Bisweilen liegt es nur an ungünstigen Zubereitungen, wenn solche Lebensmittel zur Belastung werden (Linsenkeimlinge beispielsweise reagieren im Körper ganz anders als ein Linseneintopf). Das normale -weil alltägliche- Übermaß an Säuren in der Kost ist schädlich. Hier müssen wir den modernen, verhängnisvollen „Trend" umkehren.

Das ursprüngliche, von der Natur gut ausbalancierte Gleichgewicht ist durch menschliche Eingriffe (sowohl in der Umwelt wie in der leiblichen Innenwelt) gründlich aus dem Ruder gelaufen. Um dies zu korrigieren, sind deshalb auch einschneidende Maßnahmen nötig, um das Ver-rückte wieder zurechtzurücken. Diese müssen zum einen im Bereich der Ernährung ansetzen (basenüberschüssige Kost, Basenpulver). Wir sollten aber auch andererseits dafür sorgen, dass verfestigte, „wilde" Säuredeponien in den Körpergeweben mobilisiert werden. Um letzteres zu erreichen, kann man seit kurzem auf ein neues Hilfsmittel zurückgreifen: bestimmte Entsäuerungs-Massagen, wie sie in den vergangenen Jahren entwickelt wurden.

Richtig Hand anlegen:

Die Acidose-Selbstmassage nach Methode Rosemarie Holzer

Ein faszinierendes neues Mittel zur Förderung der Säure-Ausscheidung über die Lymphe!

Die Acidose-Selbstmassage hat eine lange Vorgeschichte und folgende Hintergründe: Ein großes Problem im Zusammenhang mit der Übersäuerung des Organismus besteht darin, dass die sauren Ablagerungen und Schlacken in Depots fest fixiert sind, eben richtiggehend „deponiert". Der Körper hat sie in vorhandenen Strukturen und stabilen chemischen Verbindungen eingeschlossen, um sich vor einer plötzlichen Säureüberflutung zu schützen. Will man sich dieser Altlasten entledigen, bedarf es oft recht drastischer Anstöße von außen. Einen solchen stellt z.B. das rigorose Fasten dar, wobei aber immer auch die Möglichkeit besteht, dass dadurch eingeleitete Entgiftungsvorgänge die Ausscheidungsorgane über Gebühr und Leistungsvermögen belasten.

Eine effektive und doch verträgliche Lösung des hier aufgeworfenen Problems ergab sich aus einer ganz überraschenden Richtung. Denn der vorzüglichste „Anstoß von Außen" zur Mobilisierung verhärteter Strukturen, den man sich denken kann, sind „helfende Hände": Massagetechniken gehören zu den ursprünglichsten und ältesten volksmedizinischen Anwendungen überhaupt. Sie lindern Schmerzen, lösen Verspannungen und Krämpfe – und bringen „verstockte" körperliche Abläufe wieder in Gang. Insbesondere vermögen sie eines, wie schon früh die Lymphdrainage gezeigt hat: sie machen die Wege der Ausscheidung und Reinigung frei.

Der läuternde Prozess vollzieht sich über die bislang fast total vernachlässigte „Kläranlage" unseres Körpers, das Lymphsystem mit seinen zahlreichen Verzweigungen. Dieser „Weiße Kreislauf" erfüllt wichtige Funktionen im Hinblick auf das Immunsystem und die tiefgreifende Reinigung und Entsäuerung der Gewebe. Und es gibt kein besseres Mittel, den hier schon zur Normalität gewordenen Lymphstau aufzuheben als körperliche Bewegung und besser noch: die gezielte Stimulation bestimmter zentraler Punkte in der Peripherie unseres Lymphgefäßsystems durch bestimmte Massagetechniken. Diesem Mechanismus auf die Spur gekommen war die Ärztin Dr. Renate Collier bereits vor vielen Jahren im Zusammenhang mit bestimmten Bauchmassagen, wie sie bei der Mayr-Kur mit Erfolg praktiziert werden.

Säuren kann man fühlen!

Je mehr Säuren sich im Bindegewebe einlagern und das „Zwischen"-Lager zum Endlager umfunktionieren, desto starrer, plumper, zäher wird es – und fühlt es sich an. Die Kneif-Probe aufs Exempel bringt es an den Tag: Man ergreift dazu im Bereich der Unterarme bzw. des Nackens eine Hautfalte. Beim unverschlackten Kind kann dies einfach bewerkstelligt werden. Die Haut, das Gewebe ist weich und elastisch, lässt sich auch mit zwei Fingern gut packen. Ganz anders fühlt es sich beim meist verschlackten Erwachsenen an.

19

Hier hat sich das einst geschmeidige Gewebe nach zwei bis drei Jahrzehnten Fehlernährung hart, zäh und schmerzhaft vergröbert (was z.b. in Form von „Orangenhaut" = Cellulitis dann vor allem für Frauen zum Problem wird). Auf diese Weise lässt sich das erreichte Verschlackungs- und Übersäuerungsstadium also relativ leicht, quasi mit einem Griff, ertasten.

Entscheidungsort Bindegewebe –
Die verschiedenen Quellen der Azidose

Bei der Basentheorie nach Ragnar Berg muss man verschiedene Orte der (möglichen) Übersäuerung unterscheiden: das Blut, das Bindegewebe und die Situation in den Zellen. Dies alles „in einen Topf zu werfen" gehört zu den großen Fehlgriffen vieler populärer Ratgeber zum Thema. Hauptschauplatz der Azidose ist nämlich das Bindegewebe und dessen Funktion als eine Art „Vor-Niere" oder „Polder" für Säurefluten, wie sie sich periodisch -kurzfristig- einstellen (beim fehlernährten Zivilisationsbürger permanent). Gerade deshalb kommt der Lymphe eine zentrale Rolle bei der Säure-Basen-Regulation und Entsäuerung zu. Denn allein über diesen Aus-Weg kann das Zwischenzellgewebe von den sich ansammelnden und oft schon verhärteten Rückständen wieder befreit werden. Und Einfluss darauf nehmen wir allein durch Œ eine stark alkalische Ernährung, unterstützt durch Basenpulver sowie bestimmte Massagetechniken zur Anregung des Lymphflusses auch in der Körper-Peripherie.

Vervollkommnet hat dieses speziell auf die Entgiftung und Entsäuerung über das Lymphsystem abgestimmte Verfahren dann eine Schülerin von Dr. Collier, nämlich Rosemarie Holzer, die übrigens auch eine höchst effektive Form des Säurefastens zum Spektrum der Entsäuerungstherapien beigetragen hat. Großer Vorteil der Acidose-Selbstmassage: Sie ermöglicht es, vorhandene Säure-Depots sehr viel schneller abzutragen als dies mit Ernährungsmaßnahmen und/oder der Gabe von Basenpulvern allein möglich wäre.

Wir wollen im folgendem hierzu beispielhaft einige „Kunstgriffe" dieser unerhört wirkungsvollen Methode vorstellen. Üben Sie jeden Tag: der Erfolg ist eine vorzügliche Motivation, um „dran zu bleiben"!

Tipp: Ein vollständiges Programm an heilsamen Handgriffen zur Mobilisierung versteckter und stockender Säuren -von Kopf bis Fuß- mit ausführlichen Erläuterungen zur Säure-Basen-Regulation und den Besonderheiten und Möglichkeiten der Lymphentgiftung finden Sie im soeben erschienenen Ratgeber: Rosemarie Holzer: **Die Acidose-Selbstmassage.** Verlag Ganzheitliche Gesundheit, Bad Schönborn 2001, 56 S., viele Abbildungen, EUR 9,20. ISBN 3-927124-36-2. Das Buch erhalten Sie ab sofort direkt bei unserem Verlag: VGG, Postfach 1217, 76663 Bad Schönborn, Telefon 07253/3718, Fax 33955, messing-vgg@t-online.de, www.messing-vgg.de.

Eine kleine Chronik der Ereignisse und Erkenntnisse in Porträts

Dr. Ragnar Berg (1873-1956): Mit ihm fing alles an. Der schwedische Chemiker aus Göteborg kam bereits 1896 ins kaiserliche Deutschland und wurde schließlich 1908 Leiter des Laboratoriums im berühmten naturheilkundlich ausgerichteten Sanatorium Weißer Hirsch, Dresden. Berg war der Wegbereiter der „Basentheorie", die er seit 1913 mit großem Engagement vertrat. Mit seiner Tabelle zu den Nahrungs- und Genussmitteln sowie den darin ermittelten Werten („sauer" und „basisch" verstoffwechselte Nahrung mit besonderer Berücksichtigung des Ascheanteils der Kost) prägte er die nachfolgenden Diskussionen bis in die Gegenwart – und heute, wo das Interesse an dieser Grundregulation des menschlichen Organismus wächst, erst recht. Seine Einschätzungen wurden durch die späteren Analysen nicht „korrigiert", wie es oft heißt, sondern weitgehend bestätigt. Was umso erstaunlicher ist, da das zur Verfügung stehende Datenmaterial vor fast 100 Jahren natürlich noch recht bescheiden war.

Fürs Gesundheits-Stammbuch: Ragnar Berg formulierte die ganz zentrale Forderung und das Grundgesetz der Basentherapie: Danach müssen, wollen wir gesund bleiben, die Basenbildner (mineralstoffreiche Kost) in der Nahrung gegenüber den Säurebildnern (Eiweißträger) im Verhältnis 4 : 1 überwiegen.

Fred W. Koch (1896-1975): Der Chemiker aus Kassel lebte lange Zeit in den USA. Seine später vielbeachtete Anti-Acid-Methode (AAM) entwickelte er dort seit 1938. Bei den Forschungen zum Kariesproblem war er auf einen sicheren Weg der Prophylaxe und Heilung gestoßen: 1. Eine gut ausbalancierte Versorgung des Körpers mit den notwendigen Mineralien und 2. die Vermeidung von Überernährung (vor allem durch zu viele leere Kalorien). Bald schon erkannte Koch, dass eine Diät, mit der Säuren vermieden und Säurereste im Organismus abgebaut werden, bei vielen anderen Krankheiten half, insbesondere sehr schnell auch bei Rheuma. Die von Koch herausgegebenen Anti-Acid Nachrichten erlangten vorübergehend in gesundheitsbewussten Kreisen eine weite Verbreitung.

Dr. Friedrich Sander. Der Arzt und Biochemiker mischte vor einem halben Jahrhundert die Karten durch seine Forschungen neu. Galten Überlegungen zu Säuren und Basen sowie deren Einflüsse auf unser Wohlbefinden vielen eher als Kuriosität, so konnte er in einem grundlegenden Werk aufzeigen, dass es sich hier nicht um einen Vorgang unter anderen, sondern um so etwas wie den Archimedischen Punkt des Stoffaustauschs handelt. Er prägte die heute gültige Vorstellung von den abgestuften Formen der Säure-Überlastung im Körper, beginnend mit der sog. latenten Azidose, bei der sich die basischen Puffersubstanzen schon nahezu erschöpft zeigen bis hin zur manifesten Azidose mit ausgeprägten klinischen Krankheitsbildern.

Dr. Berthold Kern (1911-1995). Der schwäbische Arzt erregte Aufsehen in der Naturheilkunde und Anstoß bei den Standeskollegen mit einer unorthodoxen Theorie zu den Infarkt-Ursachen. Er deutete Herzinfarkt und Hirnschlag, ähnlich wie übrigens Prof. von Ardenne, als Ergebnis von „Übersäuerungskatastrophen" in den jeweiligen Geweben und behandelte mit Basenpulvern und Strophanthin. Seine Auffassungen nahm in der Wissenschaft niemand ernst – die Patienten profitierten von den daraus abgeleiteten, höchst effektiven Schutzmaßnahmen, wie Kern in seiner Stuttgarter Studie, in der 15.000 Krankengeschichten ausgewertet wurden, eindrucksvoll und klar (wieder von der Kollegenschaft ignoriert) belegen konnte.

Dr. Renate Collier (1919 -2001): Kaum jemand hat mehr dazu beigetragen, dass sich inzwischen auch die Fachwelt und Universitäten dem Säure-Basen-Thema zu öffnen beginnen als die unkonventionelle Mayr-Ärztin und Ernährungsexpertin. Sie war schon hoch in den 70ern, als ihr mit dem Buch „Wie neugeborenen durch Darmreinigung" (Gräfe und Unzer) noch ein Verkaufsschlager gelang. Dr. Renate Collier erzielte mit ihrer Azidose-Therapie und dem Modell der latenten Azidose als Ausgangspunkt für die Entstehung zahlreicher Zivilisationsleiden eine unerhört große Breitenwirkung. Dies auch deshalb, weil sie ihr Wissen in Seminaren an eine Reihe von SchülerInnen weitergab. *Dr. Collier entwickelte Ragnar Bergs berühmte Formel fort und empfahl Menschen, die bereits krank sind, basenbildende und säurebildende Nahrung im Verhältnis 7 : 1 zu sich zu nehmen. Nur dies gewährleistet, dass die im Stoffwechselgeschehen und den Zellen zur Säureneutralisation verbrauchten Basen zu 100% ersetzt und Übersäuerungsvorgänge vermieden werden können.*

Ingeborg Oetinger-Papendorf: Mit ihr und dem Buch „Durch Entsäuerung zu seelischer und körperlicher Gesundheit" wurde der Säure-Basen-Haushalt erst richtig zu einem Thema bei einem größeren Kreis von gesundheitsbewussten Menschen – vor nunmehr fast 20 Jahren. Der Titel war so etwas wie die Pionierpflanze, die den Boden für eine Flut von Ratgebern bereitete, die dann noch folgen sollte. Das 1983 erstmals erschienene „1. Deutschsprachige Lehrbuch über Entsäuerung" gibt es auch heute noch. Es wurde ständig aktualisiert und liegt inzwischen in 8. Auflage vor.

Prof. Dr. Hartmut Heine: Es sind beileibe nicht „nur" Laien, Chemiker, Heilpraktiker oder ärztliche Außenseiter, die dem Säure-Basen-Haushalt eine große Bedeutung für die Gesunderhaltung zuweisen. Auch Wissenschaftler, anerkannte Fachleute und Kliniker sind auf die „Basentheorie" eingeschwenkt. Ein gewichtiges Zeugnis für die Relevanz und Seriosität der Sache, das nicht so ohne weiteres ignoriert und abgetan werden kann, legt der Wittener Stoffwechselforscher Prof. Hartmut Heine ab. Er bricht dem neuen Denken in der Medizin Bahn, wenn er schreibt: „Jede chronische Krankheit beginnt zunächst mit lokalen, 'versteckten' Azidosen, die in einer globalen, latenten Azidose der Grundsubstanz mit entsprechenden entzündlichen Zellreaktionen" enden. Diese Vorgänge manövrieren den Patienten, lange Zeit unbemerkt, in einen Teufelskreis „mit zunehmendem Verlust der Regelmöglichkeiten ('Erstarren') der Grundsubstanz bei manifester Azidose".

Was hilft in einer solchen durch falsche Lebensgewohnheiten gründlich verfahrenen Situation? Nur eines, nämlich der „Abbau der chronischen Azidose". Dazu muss man die Alkalireserven des Körpers anheben und Antioxidantien über den reichlichen Verzehr von Obst-Gemüse-Frischkost und viel Vitamin C zuführen. Es gibt, so Prof. Heine, nur diesen Weg, die Übersäuerung und damit schwere chronische Leiden zu bekämpfen. Die Schulmedizin weiß in dieser Hinsicht keinerlei Rat.

(Prof. Dr. med. Hartmut Heine ist Leiter des Anatomischen und Klinisch-Morphologischen Instituts der Universität Witten-Herdecke.)

Es ließen sich noch viele weitere bemerkenswerte Persönlichkeiten und ausgewiesene Therapeuten nennen. So z.B. die eingangs erwähnte schweizerische Ärztin **Dr. Catherine Kousmine** oder der Tscheche **Erich Roucka: Auch sie waren in vieler Hinsicht echte Pioniere. Und was noch mehr ist: Sowohl Dr. Kousmine wie gerade auch Roucka legten bei ihren Entsäuerungsbehandlungen großen Wert auf Basenpulver (Erbasit, Rebasit u.a.) – und erzielten damit große Behandlungserfolge.**

Wer sich ein grundlegendes Verständnis der Vorgänge rund um die Säuren und Basen im Stoffwechselgeschehen verschaffen möchte, kann dies mit Hilfe des nachfolgend aufgeführten, allgemeinverständlich geschriebenen Grundlagenwerks tun. Im Buch finden sich auch ausführliche Säure-Basen-Tabellen der wichtigsten Lebensmittel, errechnet nach neuesten Analysewerten:

Norbert Messing: **Die Säure-Basen-Balance.** Verlag Ganzheitliche Gesundheit, 80 Seiten, EUR 7,70. ISBN 3-927124-22-2, erhältlich direkt bei VGG, Postfach 1217, 76663 Bad Schönborn, Telefon 07253/3718, Fax 33955, E-Mail: messing-vgg@t-online.de, Internet: www.messing-vgg.de.

Die Basenpulver im Überblick

Beim Säure-Basen-Haushalt und den Basenpulvern geht es um eine lebenswichtige Sache!

Das vorliegende Buch hat sich vorgenommen, eine wichtige Frage zu klären, vor die sich früher oder später jeder gestellt sieht, der seinen Körper entgiften, entsäuern, entschlacken will: Welche Rolle können dabei die seit vielen Jahrzehnten oft geradezu enthusiastisch empfohlenen und als Retter gegen die Säureflut angepriesenen Basenpulver leisten? Welche Mittel und Konzepte stehen dafür zur Auswahl? Hierzu fehlte bislang eine Übersicht, die es dem Verbraucher erlaubt, eine sachgerechte Entscheidung zu treffen. Um auf alle die möglicherweise für unsere Gesundheit ganz entscheidenden Fragen zuverlässige Antworten zu finden, müssen wir die Mittel genau unter die Lupe nehmen. Dazu finden Sie Ausführungen auf den nachfolgenden Seiten. Dort wird dann auch deutlich, dass es sich bei den Mitteln um teilweise sehr unterschiedliche Produkte handelt. Man muss klug auswählen, sich die Inhaltsstoffe sorgfältig anschauen, um eine gute Wahl zu treffen.

Dabei soll dieser Ratgeber helfen. Er schafft Durchblick bei den in der Tat oft wunderwirksam reinigenden Entsäuerungs-Hilfsmitteln.

Warum Basenpulver so wichtig sind: Es ist ein Verdienst des Heilpraktikers und „Biochemikers" (Biochemie im Sinne von Dr. Schüßler; siehe weiter unten) Hans-Heinrich Jörgensen, auf die Bedeutung der gut gefüllten „basischen Reserven" hingewiesen zu haben. Nicht die Übersäuerung ist im Hinblick auf eine verträgliche Balance von Säuren und Basen das Hauptproblem, so seine Einschätzung, sondern der Mangel an basischen Elementen. Hier bieten die Basenpulver eine wertvolle Hilfe und einen Ausgleich bei starker Verschlackung und Reinigungskuren. Jörgensen: „Ein guter Bestand an puffernden basischen Reserven ist lebenswichtig und Ausdruck guter Gesundheit". Nur wer sich z.B. „vegan" (also ohne Fleisch, Fisch, Eier, Milchprodukte) oder mit reiner Rohkost ernährt, „verfügt dank seiner basenreichen Ernährung über reichlich solcher Reserven, der Fleischesser verbraucht sie beim Puffern der Aminosäuren". Auch Dr. Renate Collier empfahl die Einnahme von Basenpulvern, selbst wenn dies manchmal anders dargestellt wird. Dazu zitieren wir nur ihren Hinweis: Wer zu „sauer" ist, sollte sich „zusätzlich Basenpräparate zuführen, wie Natron, Rebasit, Basica und andere Mineralstoffe enthaltende Tabletten und Pulver". Immer war es ihr aber auch ein Anliegen, dass man dabei nicht stehen bleiben darf: Vor allem sollte der Übersäuerte „mindestens eine Zeitlang gar keine säureüberschüssigen Nahrungsmittel zu sich nehmen, bis sich der Säurewert im Harn zwischen 6 und 7 eingependelt hat". Und ein, wenn nicht das Mittel, der übermäßigen Säureüberflutung des Körpers Einhalt zu gebieten, ist neben den Basenpulvern insbesondere der Verzicht auf Kuhmilchprodukte, gerade auch bei Kleinkindern, die solche Ersatznahrung viel zu früh erhalten. Dadurch wird „bereits in der Kindheit der Verdauungsapparat funktionell schwer gestört" und „die Anlage für spätere Krankheiten gelegt". Wenn schon Milchprodukte, dann solche mit deutlich weniger Risiken: „Ganz anders verhält es sich mit Milchprodukten von der Ziege und von Schaf. Diese sind offensichtlich gut verträglich". Jeder sollte darauf ein Augenmerk haben: Eine „geschädigte Darmfunktion wird so zur ersten und wichtigsten Quelle der Gewebsazidose! Darum ist zur Behebung der Übersäuerung auch die Sanierung der Darmfunktion heute von größter Bedeutung" (Dr. R. Collier).

Übrigens: Als wir uns an die Aufgabe machten, eine Übersicht zu den Basenpulvern zu erstellen, schien die Szenerie überschaubar. Gab es doch nur ein Dutzend von Mitteln und wiesen diese doch mitunter eine sehr ähnliche Zusammensetzung auf. Das zweite Hinschauen offenbarte jedoch schon wenig später eine inzwischen sehr bunte, vielschichtige, stark angewachsene Angebotspalette. Und das Problem der Übersäuerung wird dabei aus z.T. sehr unterschiedlicher Richtung angegangen. Es ergab sich also stetig neuer Erklärungs- und Erläuterungsbedarf. Weitere Recherchen mussten sich anschließen. Und so ist denn das Werk auch umfangreicher geworden als ursprünglich geplant. Wir können Ihnen versichern: Als Leser profitieren Sie davon. Der Markt an entsprechenden Mitteln wird auf diese Weise transparenter, trotz der verwirrenden Vielfalt an Angeboten. Denn Sie erhalten mit dem Ratgeber auch Kriterien an die Hand, mit deren Hilfe Sie eine sachkundige Auswahl, Ihren speziellen Bedürfnissen entsprechend, treffen können.

Basenpulver wirken – nachweislich!

Was nun können Basenpulver konkret bewirken und im Körper verrichten? Profitiert der Gesundheitsbewusste und Patient tatsächlich davon? Darüber wird nun schon seit 80 Jahren kontrovers diskutiert. Aufschlussreich sind vor allem die Beobachtungen in der Praxis. Hierzu ein kleiner Bericht des Naturarztes Dr. May, der bei einer Arbeit immer wieder hat erleben müssen: Säure tut weh! Denn „Sauer macht nicht lustig, sondern schmerzt!" Dies konnte im Zusammenhang mit einer wissenschaftlichen Untersuchung gezeigt werden. Sie wurde bereits vor längerer Zeit in Innsbruck bei Patienten aller Altersgruppen -überwiegend Frauen im Alter zwischen 20 und 80 Jahren- durchgeführt. Die Probanden absolvierten eine Mayr-Kur (Milch-Semmel-Kur zur Darmsanierung nach Dr. Franz-Xaver Mayr). Die eine Hälfte der Patienten nahm täglich Basenpulver ein, die restlichen Kurgäste nur ein Placebo (Scheinmedikament): *„Im Laufe von drei Wochen ließen Beschwerden wie Nacken- oder Gelenkschmerzen, Muskelverspannungen, Blähungen, Herzjagen, Erschöpfung und Schlafstörungen, Konzentrationsschwäche, Juckreiz und Wallungen deutlich nach. Die Fähigkeit des Organismus, den Säure-Haushalt zu neutralisieren, verbesserte sich markant bei den Personen, die täglich dreimal ein Basenpulver-Präparat einnahmen. Bei 75 Prozent normalisierte sich die Leber, die zu Anfang bei 80 Prozent vergrößert war. Der Blutdruck sank, die Stressanpassung wurde wesentlich verbessert, ebenso Fitness und gute Laune. Und, was entscheidend war, die Einstellung zur*

Ernährung sowie die Essgewohnheiten wurden bei allen Teilnehmern erheblich verbessert, so dass schließlich auch Übergewicht und unerwünschte Fettpolster dauerhaft verschwanden. Die entscheidende Erkenntnis, dass sauer nicht lustig macht, sondern schmerzt und eine depressive Stimmungslage und somit eine negative Lebenshaltung aufbaut, war von allen eindeutig erkannt worden".

Was solche ganz einfachen Mittel bewirken können, offenbarte auch eine wissenschaftliche Studie, die von Dr. A. Witasek (Institut für Regenerationsforschung, Lens/Österreich) im Jahr 1995 initiiert wurde. Es handelte sich um eine sog. Blindstudie. Daran beteiligt waren 60 Patienten. 30 davon bekamen eine Mischung mit basischen Mineralsalzen, eine andere gleichstarke Gruppe nur ein Placebo (wirkstofffreies Scheinpräparat). Ergebnis: „Die Gruppe mit basischen Mineralsalzen zeigte einen Anstieg der Basenreserven in den Körperzellen, die Placebo Gruppe blieb hingegen im sauren Bereich". Mehr noch. Es zeigte sich im Verlaufe der Untersuchung, dass eine Vielzahl von Beschwerden deutlich messbar („signifikant") gebessert wurden. In dieser Hinsicht zählten die Studienleiter auf: „Druck- und Völlegefühl im Bauchraum, Gelenk- und Gliederschmerzen, Muskelverspannungen, Herzklopfen, Herzjagen, Schlafstörungen, Konzentrationsstörungen, Juckreiz der Haut". Im Hinblick auf die Blutwerte gab es ebenfalls bemerkenswerte Resultate zu notieren. So etwa eine „Verringerung der Blutsenkungsgeschwindigkeit (Entzündungszeichen), Verringerung des Natriums, Verringerung des Gesamteiweißes, Verringerung des Cholesterins". Und man schlussfolgerte: „Aus der Senkung der letztgenannten drei Werten ergibt sich eine Verbesserung der Fliessfähigkeit des Blutes und somit eine bessere Sauerstoffversorgung aller Körpergewebe. Darüber hinaus konnten Risikofaktoren für Herzinfarkt und Hirnschlag wesentlich gesenkt werden". Interessant war auch folgende Beobachtung: „Bei den Patienten, die basische Mineralsalze regelmäßig einnahmen, konnte eine stärkere Senkung des systolischen und insbesondere des diastolischen Blutdrucks beobachtet werden". **Aufschlussreich auch das Resümee im Hinblick auf Fastenkuren, bei denen Basenpulver bislang viel zu selten zum Einsatz kommen, obwohl man weiß, dass hierbei große Mengen an sauren Schlacken-Substanzen ausgeschieden werden: „Es konnte gezeigt werden, dass die Einnahme von basischen Mineralsalzen eine signifikante Abnahme der oft bei Reduktionsdiäten oder Fastenkuren auftretenden Beschwerden bewirkt".**

1. Basenpulver in Eigenproduktion

Die aufgeführten Basen-Mischungen können Sie sich in der Apotheke zusammenstellen lassen:

Basenpulver nach Dr. F. Sander:

Natrium phosphoricum	10,0
Kaliumbicarbonicum	10,0
Calcium carbonicum	100,0
Natrium bicarbonicum ad	200,0

Basenpulver nach Dr. Erich Rauch:

Natrium bicarbonicum	85,0
Calcium carbonicum	60,0
Kalium bicarbonicum	10,0
Kalium citricum	15,0
Magnesium citricum	20,0
Natrium phosphoricum	10,0

Dr. Schnitzers Basen-Mischung:

„Pulvin" zählt zu den echten „Klassikern" unter den Basenpulvern und Mineralstoffspendern. Entwickelt wurde die Mischung einst von Dr. J. G. Schnitzer, und sie erlebte eine abwechslungsreiche Geschichte. Die Zusammenstellung des Mittels war bedacht gewählt. Lassen wir dazu Dr. Schnitzer selbst zu Wort kommen: „Pulvin war kein einzelner isolierter Mineralstoff, sondern, im Gegensatz dazu, ein ausgewogenes Mineralgemisch, das in seiner Zusammensetzung bis hin zu den Spurenelementen der mineralischen Zusammensetzung von Knochen und Zähnen entsprach." Allerdings: Pulvin selbst ist nicht mehr in der ursprünglichen Rezeptur im Fachhandel (ursprünglich exklusiv von der Stadtapotheke Villingen-Schwenningen hergestellt) erhältlich, man kann es sich aber in jeder Apotheke zusammenmischen lassen. Von dem Pulver gibt man dann pro Tag einen gestrichenen Teelöffel z.B. ins Müsli. Das entsprechende Originalrezept ist auch kein Geheimnis. Es lautet: Calcium phosphoricum, 85,05 g, Magnesium phosphoricum, 4,53 g, Ferrum phosphoricum oxidatum, 0,61 g, Calcium citricum, 9,24 g, Calcium fluoratum, 0,13 g,, Natrium chloratum, 0,37 g, Manganum chloratum, 36,0 mg, Cobaltum Chloratum, 0,1 mg, Natriummolybdat, 0,3 mg, Zincum oxidatum, 31,8 mg, Cuprum oxidatum, 1,8 mg.

(Quelle: J.G. Schnitzer/M. Schnitzer: Schnitzer-Intensivkost – Schnitzer Normalkost. Schnitzer Verlag, St. Georgen 1988, S. 88.)

Wichtige Gruppen von Basenpulvern im Überblick:

(1) Reines Natron, anorganisch.

(2) Reine Mineralpulver, anorganisch, meist auf der Basis von Natron sowie sog. Citraten.

(3) Basenmischungen mit Natron auf Molkebasis.

(4) Pflanzliche Mineralstoffe (Kräutergemische u.ä.), die wertvollsten Mineralstoffspender überhaupt.

Man sollte schon genau hinschauen, woher das jeweilige Basenpulver konkret kommt, für das mach entschieden hat. Begibt man sich beispielsweise im Internet auf die Suche, stößt man auf jede Menge (auch dubioser und marktschreierischer) Angebote. Viele Anwender haben auf diesem Sektor schlechte Erfahrungen gemacht. Deshalb lag es uns am Herzen, wo immer dies möglich war, den Vertreiber oder auch Hersteller aufzuführen. Wenn Sie nämlich dauerhaft auf ein bestimmtes Präparat setzen, dann sollten sie sowohl das Produkt wie die dahinterstehende Firmenphilosophie und auch die Firma selbst gut kennen.

Hinweis: Wir bieten allen Interessenten einen aktuellen Informationsdienst zu den Basenpulvern und neuesten Erkenntnissen zur Entsäuerung, Azidose und Basen-Theorie in Wissenschaft, Medizin und Ernährungspraxis an. Schauen Sie sich dazu vielleicht einmal die Seiten im Internet an: www.azidose-info.de. Die regelmäßigen aktuellen Infos können Sie kostenlos per E-Mail erhalten. Natürlich verschicken wir den Newsletter bei Interesse auch per Post. In diesem Falle fügen Sie bitte der Anforderung ausreichend Rückporto bei (EUR 3,-- für drei Ausgaben; Adresse siehe Impressum und Buchanhang, E-Mail: info@messing-vgg.de).

2. Die Basenpulver-Fertigpräparate

Acidovert Tabletten

Hierbei handelt es sich nicht um ein „Basenpulver" im engeren Sinne, sondern um ein apothekenpflichtiges Arzneimittel. Wirkstoff: Trimagnesiumdicitrat. Empfohlen und eingesetzt wird es „zur Therapie des Magnesiummangels verschiedener Ursache, in der Herzinfarktprophylaxe sowie in der Prophylaxe von Nierensteinleiden".

Wie im Sommer 2003 zu erfahren war, beabsichtigt der Hersteller (Fa. Dr. Gustav Klein), den Vertrieb des Präparates einzustellen, da die Erfolgsaussichten für eine Nachzulassung des Mittels nicht sehr hoch eingeschätzt werden. Ob ein Nachfolgepräparat entwickelt und vermarktet wird, können Interessenten erfragen unter Telefon 01805/913190.

AlcaBasa

Eine Basenmischung, die in der Schweiz angeboten wird (AlcaBasa Tabletten). Die Einnahme soll den pH „wieder ins basische Milieu (über 7) pendeln". Das Mittel setzt sich zusammen aus: Maltodextrin, Natriumcitrat, Kaliumcitrat, Kalziumcitrat, Magnesiumcitrat, Mangancitrat, Eisencitrat. Einnahmeempfehlung: Nach Anweisung des Therapeuten oder entsprechend der Urinprobe 1 – 2 Teelöffel täglich.

Der Anbieter nennt als traditionelle Indikationen bei Übersäuerung des Gewebes: „Morgendliche Müdigkeit, oft bedingt durch Schlafstörungen – Mundtrockenheit, belegte Zunge, übler Atem – Unbegründete Heißhungerattacken, Aufstoßen, Magenbrennen, chronische Verstopfung – Übermäßige Schweißabsonderung an Händen und Füssen – Anfälligkeit für Schnupfen, Nasen- und Racheninfektionen, hypertrophe Rachenmandeln – Konzentrationsschwierigkeiten nach den Mahlzeiten, Migräne – Vaginalinfektionen mit Weißfluss, vermehrt auftretende Infektionen des Urinaltraktes – Unklare Muskelschmerzen, Muskelkrämpfe" – und zahlreiche weitere Symptome. Nicht angezeigt (Kontraindikationen) ist die Einnahme bei „Personen mit Herz- und Niereninsuffizienz, Diabetes oder Hypersensibilität bei Natrium-Chlorat (Kochsalz)". Sie sollten bei Einnahme von alkalisierenden Präparaten immer auf den fachmännischen Rat eines sachkundigen Therapeuten zurückgreifen.

Bestellung und Info bei: Markus Wildisen eidg. dipl. Drogist, Telefon aus der Bundesrepublik: 0041/413701266, E-Mail: drogerie@nurnatur.ch, Internet: www.nurnatur.ch.

Interessante Gesichtspunkte am Rande:
Sauer vom Schlemmen und Rauchen

Der Drogist Markus Wildisen, Schweiz, fügt seinen Ausführungen zum Präparat AlcaBasa noch aufschlussreiche Bemerkungen zu den Hintergründen und Ursachen der Übersäuerung an und formuliert dabei ein altes Sprichwort etwas um, indem er schreibt: „Sage mir was du isst, und ich sage dir, wer du bist!" Denn was uns sauer macht und was wir unbedingt vermeiden müssen, ist ein übermäßiger Konsum von tierischem Eiweiß. „Tierische Aminosäuren werden im Körper zu starken Schwefel- und Phosphorsäuren aufgespalten. Mit anderen sauren Verbindungen, wie Harnsäure und Derivaten der Purinbasen, ergibt sich eine Anhäufung von Stoffwechselsäuren. Das Gewebe wird übersäuert und der ganze Stoffwechsel aus dem Gleichgewicht gebracht. Um einer „Eigenvergiftung" vorzubeugen, darf die Menge tierischen Eiweißes von 35 Gramm pro Tag nicht überschritten werden. Deshalb ist es empfehlenswert, in unserer Ernährung hauptsächlich pflanzliche Enzymelemente zu bevorzugen, da sie weniger starke Säuren entwickeln. Der Konsum von eher übersäuernden Milchprodukten kann durch eher alkalisierendes Gemüse ausgeglichen werden. Anstelle von tierischen Fetten, sollten ausschließlich mehrfach ungesättigte, pflanzliche Fette verwendet werden."

Wildisen macht überdies noch auf einen weiteren Gesichtspunkt aufmerksam, der oft vergessen wird. Denn das Zigarettenrauchen zählt zu den treffendsten Beispielen für eine Azidose: „Bei Rauchern verstärkt sich der Übersäuerungsprozess. Nikotin erregt das orthosympathische System und fördert die Anlagerung von Stoffwechsel-Abfallprodukten im Bindegewebe. Der amerikanische Psychologe Schachter stellte fest, dass bei Rauchern mit saurem Urin-pH-Wert die Säuren und das Nikotin durch die Nieren viel schneller ausgeschieden werden. Das lässt erkennen, dass es der sog. „Kettenraucher" benötigt, um den Nikotingehalt im Blut auf einem stabilen Niveau halten zu können. Mäßige Raucher brauchen weniger Zigaretten, weil sie das Nikotin im Blut langsamer ausscheiden. Es ist erwiesen, dass Raucher, bei denen die Übersäuerungserscheinungen mit Hilfe von alkalisierenden Wirkstoffen bekämpft wurden, ihr „Nichtraucher-Ziel" leichter erreichten, als nichtbehandelte Raucher. Sie litten während des Zigarettenentzuges bedeutend weniger unter Entzugserscheinungen".

Alkala N Pulver

Das Präparat ist in Apotheken erhältlich. Es wird als Pulver à 150 g verkauft und setzt sich zusammen aus Natriumcitrat, Kaliumhydrogencarbonat und Natriumhydrogencarbonat. Dies Mischung ist nach Angabe des Herstellers „in hervorragender Weise dazu geeignet, das Säure-Basen-Gleichgewicht im Organismus wiederherzustellen". Empfohlen wird es u.a. zur Alkalisierung, bei Azidose des Magens und des Duodenums, Sodbrennen, Gastritis, Völlegefühl und Blähungen sowie bei rheumatischen Erkrankungen, chronischen Hautleiden und Erkrankungen der Atemwege und des Urogenitaltraktes. Bei der Anwendung wird empfohlen, einen gestrichenen Messlöffel in 1/2 Glas Flüssigkeit aufzulösen und einzunehmen.

Warum sollte man rechtzeitig etwas gegen eine Übersäuerung tun? Dazu meint man bei Sanum Kehlbeck: „Verschiebungen des Säure-Basenhaushalts in den sauren Bereich sind heutzutage aufgrund unserer Lebens- und Umweltbedingungen immer häufiger anzutreffen. Erste typische Anzeichen von Übersäuerung im Magen- und Darmbereich sind Sodbrennen, saures Aufstoßen, Blähungen etc. In der Folge ist die Übersäuerung dann eine typische Begleiterscheinung der chronischen Stoffwechselstörung, die bis zur Zellentartung führen kann".

Info: Hersteller des Mittels ist die Sanum Kehlbeck GmbH & Co. KG (Postfach 1355, 27316 Hoya, Telefon 04251/9352-0, Fax 9352-90). Patienten können nähere Informationen zum Produkt über ihre Apotheke anfordern, Therapeuten direkt beim Hersteller.

alkaline

Es handelt sich um ein Kapsel-Produkt mit Vitamin C und weiteren bioaktiven Pflanzenstoffen sowie Calcium und Magnesium und wird besonders Sportlern „für eine geschmeidige und leistungsfähige Muskulatur" empfohlen, da durch das enthaltene antioxidative Vitamin C „die beim anaeroben Training vermehrt entstandenen freien Radikale abgefangen werden." Dies „festigt und repariert das Bindegewebe wie Muskelfaszien, Bänder und Sehnen". Pro Kapsel sind enthalten: 70,0 mg Kalium, 100,0 mg Magnesium, 60,0 mg Vitamin C aus Calciumascorbat (Ester C-Vitamin), 60 mg Vitamin C aus Natriumascorbat, 5,0 mg Vitamin C aus Acerolafruchtpulver. Zutatenliste insgesamt: Kaliumhydrogencarbonat, Magnesiumoxid, Maisstärke, Hydroxypropylmethyl-Zellulose, Calciumascorbat, Natriumascorbat, Acerolafruchtpulver, pflanzliches Öl.

Bezug: casa vita GmbH, Postfach 208, 97642 Ostheim, Telefon 09777/350380, Fax 350381, E-Mail: info@casavita.com, Internet: www.casavita.com.

allsan Basen-Mineralsalz Tabletten

Das Mittel ist in der Schweiz in Drogerien erhältlich und wird bei Übersäuerung des Körpers, Gewichtsproblemen, Verdauungsstörungen und Hautproblemen empfohlen. Über die genaue Zusammensetzung war nichts in Erfahrung zu bringen. Kostenpunkt: 150 Tabletten werden zum Preis von CHF 26.90 angeboten.

Info: Drogerie Jegenstorf/Treffpunkt gesundes Leben Bernstrasse 17, CH-3303 Jegenstorf, Telefon 0041/317610171, Fax 7612495, E-Mail: info@naturgesund.ch, Internet: ww.naturgesund.ch.

Basenbalance

Die Firma Aurica bietet in der Basenbalance-Reihe vier Produkte an: ein Granulat zum Einnehmen sowie Kräutertee, ein Bad und Haarwasser. Die Mittel sind in Apotheken oder beim Hersteller erhältlich. Wie bei den Orgon-Produkten (siehe weiter unten) handelt es sich beim Granulat eigentlich um eine Nahrungsergänzung. Denn enthalten sind neben den Mineralstoffen vor allem Zutaten wie getrocknete Gemüseextrakte, Blütenpollen, Lecithin, Spirulina, Brokkoli, Möhren, Kürbiskerne, Rote Bete, Topinambur, Mandeln, Paprika grün, Sellerie, Weizenkeime, Fermentgetreide, Dill, Meersalz, Artischocke, Calcium, Magnesium. Die Nährwertanalyse pro 100 g ergibt einen Brennwert von 357 kcal, Eiweiß 17,6 g, Kohlenhydrate 38,1 g und Fett 14,9 g (Broteinheiten: 3,2 BE). Mineralstoffe: Magnesium 0,54 g und Calcium 0,66 g. Mit zwei gehäuften Esslöffeln Granulat/Tag -der Einnahmeempfehlung des Herstellers- führt man sich 3 g Ballaststoffe und 15 % des täglichen Mineralstoff-Bedarfes an Magnesium und Calcium zu. Die Teemischung setzt sich aus einer Vielzahl von Gewürzen und Heilkräutern zusammen, und zwar. Anis, Artischocke, Bärlauch, Basilikum, Bohnenhülsen, Bohnenkraut, Borretsch, Brennnesselblätter, Brombeerblätter, Brunnenkresse, Dillkraut, Estragon, Fenchel, Grüner Hafer, Hagebuttenschalen, Heidelbeerblätter, Holunderblüten, Kamille, Kümmel, Lemmongras, Lavendel, Liebstöckel, Lindenblüten, Lungenkraut, Malvenblätter, Majoran, Melisse, Petersilienblätter, Petersilienwurzel, Rosenblüten, Rosmarin, Salbei, Schnittlauch, Sellerieblätter, Süßholzwurzel, Thymian, Verbenenkraut, Weinlaub, Wermutkraut, Ysopkraut, Zimtrinde.

Aurica Naturheilmittel und Naturwaren GmbH, 66773 Schwalbach, Telefon 06834/9565-0, Fax 9565-15, E-Mail: aurica@t-online.de, Internet: www.aurica.de.

Basenpulver nach Dr. Eichborn

Das Basenpulver nach Dr. Eichhorn „enthält Kalzium, Kalium, Magnesium und Natrium in Salzform. Die Zusammensetzung wurde so gewählt, dass das Pulver nicht salzig schmeckt und problemlos dosiert werden kann".

Info: Dr. med. Jürg Eichhorn, Bahnhofstr. 23, CH-9100 Herisau/Schweiz, E-Mail: j.eichhorn@tele-net.ch.

Basenpulver Pascoe

Es handelt sich um ein diätetisches Lebensmittel zur Nährstoffversorgung mit Mineralien und für einen balancierten Säure-Basen-Haushalt. Das Mittel wird orientiert an einer Rezeptur nach Dr. F. Sander zusammengestellt, unter Zusatz von basischem Magnesiumcarbonat. Enthalten sind: Natrium phosphoricum,, Kalium bicarbonicum, Calcium carbonicum, Natrium bicarbonicum, Magnesium carbonicum. Als weitere Zutaten finden sich weiterhin: Calciumcarbonat, Natriumhydrogencarbonat, Magnesiumcarbonat, Kaliumhydrogencarbonat, Natriumhydrogenphosphat. Das Produkt ist zuckerfrei und enthält keine Aromen, Farb- oder Konservierungsstoffe. Das Mittel wird in Packungen mit 260 g Pulver nur in Apotheken angeboten.

Hintergrundinfos von Pascoe: Man weist darauf hin, dass für einen ausgewogenen Säure-Basen-Haushalt vor allem basische Stoffe von Bedeutung sind, so z. B. die Carbonate oder Phosphate bestimmter Mineralien. Grundsätzlich verfügt der Körper zwar über die Fähigkeit, die Säure-Basen-Regulation eigenständig auszubalancieren. Aber: „Bei unausgewogener Ernährung (viel Fleisch, Zucker, Kaffee/Tee, wenig Gemüse und Salat) kann es zu einem Übergewicht von Säuren kommen. Um z.b. einen Säureüberschuss, der aus 200 g Rindfleisch entsteht, zu kompensieren ist der Verzehr von ca. 250 g Kohlrabi, 1,6 kg frischen Erbsen oder 400 g Blumenkohl nötig. Bei einem Ungleichgewicht im Säure-Basen-Haushalt kann es zu Funktionseinschränkungen wie Müdigkeit, verminderte Leistungsfähigkeit und ähnlichem kommen. Bis zu einem gewissen Maße hat der Körper die Möglichkeit, eine Überlastung durch Säuren abzufangen". Das Basenpulver Pascoe dient dem Zweck, den Körper in seiner Fähigkeit, die Säurebelastung wieder auszugleichen zu unterstützen. Dabei „entspricht der Basenwert von 1 Teelöffel Pulver z. B. folgenden Mengen basischer Lebensmittel: 1,5 kg Kohlrabi, 1,2 kg Karotten oder 500 g Spinat".

Basenpulver Pharno

Ein relativ neues Produkt, das in Apotheken unter der PZN 0877855 vertrieben wird. Beim Anbieter meint man: „Basenpulver gehört zu Ihrer Ernährung genauso wie Ihr täglich Brot". Das Mittel soll 3mal täglich eine halbe Stunde vor dem Essen eingenommen werden, und zwar jeweils ein Teelöffel in Saft oder Wasser eingerührt.

Hersteller: Pharno-Wedropharm GmbH, Heinrichstraße 3, 21244 Buchholz, Telefon 04181/4467, Fax 292096.

Basenpulver rentsch

Ein weiteres Mittel, das hauptsächlich/ausschließlich in der Schweiz angeboten wird und erhältlich ist. Informationen über die genaue Zusammensetzung müssten bei Interesse beim Hersteller erfragt werden. Vom gleichen Hersteller gibt es noch das „Mineralsalz rentsch" (davon sind uns zumindest die wichtigsten Zutaten bekannt: pro angegebener Dosis 400 mg Calcium, 100 mg Magnesium und 60 mg Vitamin C.

Hersteller/Info: hans rentsch ag, Trogenerstr. 5, CH-9042 Speicher, Telefon 0041/71/3437030, Fax 343 035, E-Mail: info@rentsch-heilmittel.ch, Internet: www.rentsch-heilmittel.ch.

Basenpulver II und III

Hierbei handelt es sich um Produkte aus der Schweiz. Angeboten werden sie mit folgenden Erläuterungen mit Hinweis auf die Mayr-Kur: „Bekannt sind die Basenpulver auch in den F.X. Mayr-Kuren zur Entschlackung. Bei Gichtanfälligkeit ist in erster Linie eine Nahrungsumstellung nötig. Die Basenpulver-Kur kann zusätzlich einen positiven Effekt bringen".

Infos zur Zusammensetzung und zu Bezugsquellen: HERBAMED AG, Untere Au, CH-9055 Bühler / Schweiz, Telefon 0041/71/7918050, Fax 7933720, E-Mail info@herbamed.ch.

Basica Compact Tabletten

Die Fa. Protina gehört im Hinblick auf Basenpulvern zu den absoluten Pionieren der Säure-Basen-Regulation. Dabei setzt man seit vielen Jahren auf „eine spezielle Kombination von basisch wirksamen Mineralstoffen und Spurenelementen". Basica Compact enthält beispielsweise auch Zink und Selen. Hier die Zusammensetzung von Basica Vital: Calcium (als Calciumcitrat) 400 mg , Natrium (als Natriumcitrat) 250 mg, Kalium (als Kaliumcitrat) 250 mg, Magnesium (als Magnesiumcitrat) 100 mg, Eisen (als Eisencitrat) 5 mg, Zink (als Zinkgluconat) 5 mg, Kupfer (als Kupfercitrat) 1 mg, Jod (als Kaliumjodid) 100 µg, Molybdän (als Natriummolybdat) 80 µg, Chrom (als Chromchlorid) 60 µg, Selen (als Natriumselenit) 30 µg (bezogen auf 4 TL = 32 g). In den täglich empfohlenen 6 Tabletten von Basicaâ COMPACT Tabletten sind an Mineralstoffen und Spurenelementen enthalten: Calcium (als Calciumcarbonat) 270 mg, Magnesium (als Magnesiumcarbonat) 180 mg, Eisen (als Eisenglukonat) 1,4 mg, Mangan (als Manganglukonat) 0,9 mg, Zink (als Zinkglukonat) 0,8 mg, Kupfer (als Kupferglukonat), 0,6 mg, Molybdän (als Natriummolybdat) 45 µg, Chrom (als Chromchlorid) 30 µg, Selen (als Natriumselenit) 15 µg, Jod (als Kaliumjodid) 12 µg. Die Tabletten (3 x 1-2 Tabletten pro Tag) sollen mit viel Flüssigkeit zu den Mahlzeiten eingenommen werden. Basica Instant enthält: Calcium (als Calciumcarbonat) 350 mg, Natrium (als Natriumcitrat, Natriumhydrogencarbonat) 125 mg, Magnesium (als Magnesiumcarbonat) 120 mg, Kalium (als Kaliumcitrat) 100 mg, Eisen (als Eisencitrat) 2,5 mg, Zink (als Zinkgluconat) 2,5 mg, Kupfer (als Kupfercitrat) 500 µg, Jod (als Kaliumjodid) 50 µg, Molybdän (als Natriummolybdat) 40 µg,

Chrom (als Chromchlorid) 30 µg, Selen (als Natriumselenit) 15 µg, Vitamin C 120 mg, Vitamin B2 1,44 mg sowie als sonstige Zutaten: Saccharose, Maltodextrin, Laktose.

Basica – Ein Stück Basenpulver-Geschichte

Von Basica gibt es seit Mitte der 90iger Jahre drei Darreichungsformen: Basica Vital Basenpulver, Basica Instant Basendrink und Basica Compact Basentabletten. Bei der gewählten Zusammensetzung an Inhaltsstoffen zielt man darauf ab, sowohl „einen entscheidenden Beitrag zur Entlastung des Säure-Basen-Haushalts" zu leisten, wie man sich auch „an die Zufuhrempfehlungen der Deutschen Gesellschaft für Ernährung für Mineralstoffe und Spurenelemente" anlehnt. Diese Rezeptur hat aber eine lange Vorgeschichte und geht noch auf die Forschungen und Entwicklungen der ersten Jahre der Basentheorie zurück. Anders als in vielen anderen Produkten bildete Natriumkarbonat in Basica nie einen Entsäuerungsbestandteil. Man orientierte sich vielmehr streng und konsequent an der Vorgehensweise von Dr. Ragnar Berg, dem Pionier der Basentheorie. Dieser hatte „Veraschungsrückstände von Obst und Gemüsen untersucht, und anhand dieser Studien wurden organisch gebundene Mineralien zusammengemischt. Hierzu gehörte im Sinne Ragnar Bergs sowie von Dr. Klopfer, der mit Herrn Berg Basica entwickelt hatte, niemals Natriumbikarbonat". Soweit ein Stück Firmen- und Basenpulver-Geschichte. Man sieht: Was heute modern und zeitgemäß ist, hat oft tiefe Wurzeln. Und: Das Wissen um die Bedeutung eines gesunden Gleichgewichts von Säuren und Basen gehört zu den elementaren, zeitlosen Erkenntnissen, ist also alles andere als eine der vielen -kurzlebigen- Ernährungsmoden.

Hersteller und Information: PROTINA Pharm. GmbH, KLOPFER Nährmittel GmbH, Adalperostrasse 37, D-85737 Ismaning, Telefon 089/996553-0, Fax 963446, medwiss@protina.de, www.protina.de, www.basica.de.

Basis Balance – Orange

Das Produkt setzt sich aus vier Mineralstoffen zusammen: Kalium (600 mg), Calcium (300 mg), Magnesium (184 mg), Natrium (115 mg). Es handelt sich um ein „nach ernährungswissenschaftlichen Erkenntnissen" entwickeltes freiverkäufliches Präparat (Reformhaus), das „wesentliche basenbildende Vitalstoffe in ausgewogener Zusammensetzung" enthält. Mit Recht verweist man darauf, dass es im Hinblick auf Wirkstoffe wie Spurenelemente oder Mineralstoffe nicht auf die Masse ankommt, sondern „deren Gleichgewicht untereinander". Denn Wirkungsort der Elemente ist das komplexe Gefüge der natürlich fein ausgewogenen Stoffwechselabläufe.

Info/Hersteller: Fa. Anton Hübner GmbH & Co. KG, 79236 Ehrenkirchen, www.huebner24.de.

Basic PH

Zur Regulation des Säure-Basenhaushaltes und Vorbeugung gegen eine Übersäuerung des Körpers. Das Produkt wird in Kapselform angeboten. Jede Kapsel enthält die folgenden Bestandteile: Calcium-Citrat 410 mg, Magnesium-Citrat 267,5 mg, Kalium-Citrat 46 mg, Eisen-Citrat, 3,85 mg, Kieselerde 30 mg sowie Schachtelhalm, Fenchelsamen und Kamille. Einnahmeempfehlung: 1 bis 3 Kapseln pro Tag zu den Mahlzeiten.

Info/Bezug: Vitamehr, Int. Anwoordnummer 30101, NL-6370 WB Landgraaf, Telefon (gebührenfrei) 00800/77634844, 00800/84826463, Fax 0031/455/322420, Internet: www.vitamehr.com.

Basilan

Eine Mineralstoffkombination. Es handelt sich um „eine Nahrungsergänzung für einen ausgewogenen Säure-Basen-Haushalt. Die in Basilan enthaltenen Mineralien helfen dem Magen, überschüssige Säuren abzubauen" und tragen damit „zur Gesunderhaltung und Vitalität bei".

Info über: E-Mail: basilan@kurhotel-sonnenhof.de

Basofer N Dragees und Granulat, Basofer Forte N Tabletten

Kein eigentliches „Basenpulver", sondern ein apothekenpflichtiges Arzneimittel. Zusammensetzung: verschiedene mineralische Salze. In der ärztlichen Behandlung wird es üblicherweise als Säurebinder bei Magengeschwüren eingesetzt.

Bullrich's Salz

Auch „Bullrich" ist eine Marke und steht für eine lange Firmengeschichte (und den damit verbundenen Erfahrungsschatz), die schon im 19. Jahrhundert ihren Anfang nahm. Insbesondere „Bullrich's Vital" eignet sich vorzüglich für Fastenkuren. Zusammensetzung des altbewährten Mittels pro Tablette: Natriumbicarbonat 108 mg, Calciumcarbonat 136 mg, Magnesiumcarbonat 90 mg, Kaliumcitrat 51 mg, Natriumphosphat 25 mg. Wählt man das Pulver, so enthält 1 g davon: Natriumbicarbonat 550 mg, Calciumcarbonat 200 mg, Magnesiumhydroxidcarbonat 130 mg, Kaliumcitrat 75 mg, Natriumphosphat 45 mg. Das Wellnessbad setzt sich zusammen aus: Sodium Bicarbonate, Sodium Sesquicarbonate, Calcium Carbonate, PEG-15 Glyceryl Isostearate, Cocamydopropyl Betaine, Calcium-Natriumbentonit, Perfume, C.l. 77007.

Bullrich's Vital sind Teststreifen mitgegeben, mit deren Hilfe der Anwender seinen Urin-pH-Wert kontrollieren kann.

Info: delta pronatura GmbH & Co., Hans-Böckler-Straße 5, 63263 Neu-Isenburg, Telefon 06102/20010, Fax 200192, Kundeninformation: 01803/318182.

Burgerstein Basenmischung

Das Präparat ist in Schweizer Apotheken erhältlich. Es besteht aus Natrium, Kalium sowie Calcium, Magnesium, Zink und Mangan. Die mineralischen Salze sollen „auf enzymatische Weise den Säure-Hasen-Haushalt regulieren".

Dolomit-S Original Dolpes

Das Mittel besteht hauptsächlich aus den Mineralstoffen Calcium und Magnesium, und zwar in einem günstigen Mischungsverhältnis, was eine „optimale Aufnahme für Mensch und Tier gewährleistet". Gewonnen wird es als Gestein, das in 400 m Tiefe abgebaut, danach fein vermahlen aber sonst nicht chemisch behandelt wird und als „eines der reinsten und wertvollsten Mineralien dieser Art" gilt. Auf jeden Fall handelt es sich um ein wirklich „naturreines" Produkt. Denn es werden keine synthetischen Substanzen oder Aromastoffe zugesetzt. Der Anbieter verweist darauf, dass Mineralstoffmängel den Säure-Basen-Haushalt durcheinanderbringen. Gerade im Hinblick auf solche Mineralien jedoch ist der Mensch in den vergangenen hundert Jahren stark ins Minus gerutscht: „Nehmen wir die Grundwerte um das Jahr 1900 mit 100 Prozent an, so haben wir derzeit noch 20-40 Prozent". Voraussetzung für eine ausreichende Versorgung ist auch bei den Mineralstoffen die kontinuierliche Zufuhr. Nennenswerte Reserven werden kaum gebildet, vielmehr ist das aufgenommene Quantum innerhalb von wenigen Tagen verbraucht.

Info: Natur & Technik Lauer, Koppenkreutweg 15-17, 73527 Tierhaupten, Telefon 07176/1201, Fax 1245.

Dr. Auers Basenpulver

Das Produkt war anfangs nur in Österreich zu beziehen, ist inzwischen aber auch in Deutschland (Apotheken PZN 2255483 (150 g), PZN 2419329 (450 g)) erhältlich. Zur den Inhaltsstoffen teilt man folgendes mit: Das Mittel besteht aus „basisch wirkenden Substanzen, wobei auf eine ganzheitsmedizinische Zusammensetzung geachtet wurde. Wichtig ist vor allem, dass Dr. Auer´s Basenpulver völlig natriumfrei ist. Kochsalz belastet die Nieren. Daher wird die Ausscheidungsfunktion über die Niere nicht gestört. Es kann selbst von Nierengeschwächten, Schwangeren und sehr alten Menschen eingenommen werden. Es wurde bewusst auf die Zugabe von künstlichen Geschmacksverstärkern verzichtet.

Vertrieb: med pharm a.c., Muchargasse 14, A-8010 Graz, E-Mail: med-pharm@aon.at. Bezug von Basenpulver Auer in Deutschland über: Marimed Gesundheitsdienst, Pfarrer-Kölbl-Strasse 9, 85221 Dachau, Telefon: 08131-79764, Fax 08131-79764-13, www.topfit24.de, info@topfit24.de.

Dr. Jacob's Basentablette

(früher: Basovita). Das Mittel enthält die Anti-Stress-Mineralien Kalium, Magnesium und Calcium und verspricht ganz ausdrücklich ein „Entsäuern ohne blutdruckerhöhendes Natrium" zum Ausgleich des Säure-Basen-Haushaltes. Man verweist darauf, dass Citratmoleküle (Citrate = basische Salze der Zitronensäure) dreimal so viel Säure wie Bikarbonat binden und deshalb den Stoffwechsel besonders wirkungsvoll entsäuern. Man betont außerdem, dass die Mineralien in einem ausgewogenen Verhältnis vorliegen. Ein weiteres Entsäuerungs-Produkt des Herstellers is das Dr. Jacob's Molke-Basenbad.

Info: Vedasan, Rudolf-Dietz-Str. 13, 65232 Taunusstein, Telefon 06128/48770, Fax 41098, Internet: www.vedasan.de.

Entsäuerungssalz UK2

Mineralische Salze, die in Pulverform und als Kapseln angeboten werden: Entsäuerungssalz UK2, 250 g + 500 g, Pulver. Entsäuerungskapseln UK2, 100 Stück. Die Entsäuerungskapseln UK – 2 enthalten Mineralstoffverbindungen mit Calcium, Kalium, Magnesium und Natrium und dadurch einen hohen Basenüberschuss. Das Entsäuerungssalz UK – 2 setzt sich aus Vitamin C (Calciumascorbat) sowie „bionisierten mineralischen Salzen zum Auflösen" zusammen.

Info/Bezugsquelle: Vitalinform, Postfach 1163, 95478 Kemnath, Tel.efon 09642 / 914711, Fax 914713, E-Mail: info@vitalinform.de, Internet: www.vitalinform.de.

Entsäuerungssalz nach Dr. Bösser

Beim Entsäuerungssalz nach Dr. Bösser handelt es sich um ein apothekenpflichtiges Arzneimittel. Es enthält Magnesiumoxid und andere mineralische Salze.

Erbasit

Erbasit Pulver (PZN: 4748445) und Erbasit Tabletten (PZN: 6339797). Es handelt sich dabei um eine Kombination von Kräutern und basischen Mineralsalzen. Die Präparate sind ähnlich zusammengesetzt wie Rebasit. Pro 100 g sind dies: 3 g Eiweiß, 39,5 g verwertbare Kohlenhydrate, kein Fett, 4 g Natrium, 2,8 g Calcium, 660 mg Magnesium, 5,3 mg Eisen, 5,8 g Kalium. Zusammensetzung der Tabletten (pro 100 g): 2,6 g Eiweiß, 31 g verwertbare Kohlenhydrate, 3,6 g Natrium, 2,7 g Calcium, 1,1 g Magnesium, 4,4 mg Eisen, 5,3 mg Kalium. Erbasit ist als Pulver (240 g) oder Tabletten (90-Stück-Packungen) erhältlich.

Info: Biosana AG, CH-3672 Oberdiessbach, Telefon 0041/31/7712301, Fax 7711048.

Flügge BASEN-MEDICAL Basenmischung

(Pulver und Tabletten). Besonderheit: Bei Flügge produziert man spezielle Basenmischungen bereits seit 1925. Es gibt die Basenmischungen als Pulver oder in Tablettenform. (1) Beim BASEN-MEDICAL Basenmischung Pulver handelt es sich um Mineralsalz-Konzentrat zum Schutz vor vielfältigen Übersäuerungszuständen im Organismus ganz unterschiedlicher Grundlage. 100 g des Pulvers enthalten folgende Wirk-Komponenten: Calciumcarbonat 38,20 g, schweres basisches Magnesiumcarbonat 14,25 g, leichtes basisches Magnesiumcarbonat 14,25 g, Kieselerde, gereinigt 17,40 g, Magnesiumsulfat, getrocknet 7,70 g, Kaliumnatriumtartrat 5,70 g, Natriumhydrogencarbonat 1,20 g, Natriumsulfat, wasserfrei 1,00 g, Mangancarbonat 0,30g. (2) BASEN-MEDICAL Basenmischung Tabletten. Zusammensetzung: In jeder Tablette sind als arzneilich wirksame Bestandteile enthalten: Calciumcarbonat 343,8 mg, schweres basisches Magnesiumcarbonat 256,5 mg, Kieselerde, gereinigt 156,6 mg, Magnesiumsulfat, getrocknet 69,3 mg, Kaliumnatriumtartrat 5,3 mg, Natriumhydrogencarbonat 10.8 mg, Natriumsulfat, wasserfrei 9,0 mg, Mangancarbonat 2,7 mg. Den Mineralsalzen kommt, wie man bei Flügge betont, eine „große Bedeutung für den physiologischen Ablauf einer Vielzahl von Stoffwechselprozessen" zu. Man empfiehlt BASEN-MEDICAL zur Vorbeugung gegen Sodbrennen, Blähungen, Übersäuerung und Völlegefühl. Darüber hinaus unterstützt die „gezielte Zufuhr von Mineralstoffen mit BASEN-MEDICAL einen ausgeglichenen Säure-Basen-Haushalt, der heutzutage bei vielen Menschen leider gestört ist. Gründe sind u.a. eine unausgewogene, säurelastige Ernährung, Überanstrengung und Stress, ungenügende Sauerstoffversorgung des Gewebes, bedingt durch Bewegungsarmut sowie zu hoher Alkohol-, Kaffee-, und Nikotinkonsum". Außerdem ergänzt die Basenmischung „den Bedarf an Mineralstoffen, z.B. bei sportlichem Training, in der Schwangerschaft, in der Rekonvaleszenz, bei einseitiger Ernährung sowie im Alter".

Einnahmeempfehlung: 3 mal täglich nach den Mahlzeiten 1-2 Tabletten der Basenmischung zusammen mit reichlich Flüssigkeit wie Wasser Fruchtsaft oder Tee (Erwachsene). Im Falle von Sodbrennen sollen die Tabletten 15-30 Minuten nach dem Essen eingenommen werden.

Hersteller: Flügge-Diät GmbH & Co., Nagoldstr. 57, 70376 Stuttgart, Telefon 0711/5968-0, Fax 5968-125, E-Mail: fluegge-stuttgart@t-online.de, Internet: www.fluegge-diaet.de.

HCK©-pH-Balance

Ein Präparat aus der Schweiz, das dort über Apotheken, in Deutschland über internationale Apotheken bezogen werden kann. Es handelt sich um ein Nahrungsergänzungsmittel vor allem zur Calciumergänzung und Vorbeugung von Verschiebungen des Blut pH-Wertes mit allen sich daraus ergebenden Konsequenzen.

Hersteller: HEPART AG, CH-8267 Berlingen, Telefon 0041/527611945.

Kaiser Natron

Beim original „Kaiser Natron", wie es in Drogerien, Apotheken und auch im Lebensmittelhandel (dort findet man es bei den Backzutaten oder Gewürzen) relativ preiswert zu erstehen ist, handelt es sich um „rein doppeltkohlensaures Natron" (= Natriumhydrogencarbonat). Bei uns wird es unter diesem Namen schon seit über 100 Jahren angeboten, ganz zu Beginn und anders als heute als „Magensalz" und „für die Küche und zum medizinischen Gebrauch". Kaiser Natron gibt es inzwischen als Pulver oder Tabletten.

Info: HOLSTE, Postfach 101493, 33514 Bielefeld, Internet: www.holste.de. Dort ist auch ein kleines Heftchen „ABC für Küche, Haus und Reise" für zahlreiche nützliche Anwendungen von Natron kostenlos erhältlich.

Basenmischung Kern

Das Präparat wurde in seiner Rezeptur im August 2001 optimiert und setzt sich nun aus fünf Mineralien, ohne Milchzuckerbeigabe, zusammen. Mengenangaben pro 100 g: 82,0 g Natriumhydrogencarbonat, 9,0 g Kaliumzitrat, 7,0 g Kalziumzitrat und 2,0 g Magnesiumhydroxyd sowie Kalziumphosphat in Spuren. Nach Informationen des Herstellers handelt es sich „um starke Basen, die an schwache Säuren, wie Kohlensäure, Zitronensäure, Phosphorsäure oder als Hydroxyd gebunden sind". Beim Hersteller verweist man zusätzlich darauf, dass das Mittel sich auch für eine längerfristige Einnahme eignet.

Hersteller: Kern-Pharma GmbH, Postfach 1109, 77801 Bühl, Telefon 07223/910203, Fax 910205, Internet: www.kernpharma.de.

Dr. Metz Minactiv

Es handelt sich um ein mineralstoffhaltiges Pflanzenpulver zur Nahrungsergänzung. Das Präparat wird aus feinen, besonders mineralstoffreichen tropischen Pflanzen aus der Familie der Pedaliaceae gewonnen, stellt also eine „organische" Mineralstoffquelle dar. Die verwendeten Rohstoffe „weisen einen deutlich höheren Gehalt an Mineralstoffen und Spurenelementen auf als andere Nahrungspflanzen". Dies drückt sich in der Analytik aus. So sind in jeweils 100 g Minactiv beispielsweise enthalten: 1.900,0 mg Calcium, 980,0 mg Phosphor, 700 mg Kalium, 660,0 mg Magnesium, 19,0 mg Eisen, 11,0 mg Zink, 6,0 mg Mangan, 3,0 mg Kupfer, 0,05 mg Kobalt. Beim Hersteller macht man auf folgenden wichtigen Zusammenhang aufmerksam: „Die moderne Chemie macht es heute möglich, wichtige Vitalstoffe wie Vitamine und Mineralstoffe isoliert und hochdosiert industriell herzustellen. In speziellen Krankheitsfällen kann solch ein Monopräparat in der ärztlichen Behandlung von Bedeutung sein. Für den gesundheitsbewussten Verbraucher jedoch sind auch heute wie seit Tausenden von Jahren die Nahrungspflanzen die Quelle Nr. 1 für Vitamine, Mineralstoffe und Spurenelemente. Denn: Die natürliche Versorgung des Menschen mit lebensnotwendigen Mineralstoffen erfolgt über die Nahrungskette Erdboden – Pflanze (Tier) – Mensch".

Wir dürfen nicht vergessen: „Nur Pflanzen können die anorganischen Mineralstoffe des Erdbodens mit Hilfe der Sonnenenergie in die organische Mineralstoff-Eiweiß-Form umwandeln. Dadurch wird die Pflanze zum Tor, durch das die Mineralstoffe der unbelebten Materie in die belebte Natur eintreten."

Ausführliche Informationen erhalten Sie bei: Fa. Dr. Metz KG, Postfach 1446, 65764 Kelkheim, Telefon 06195/3071 + 3072, Fax 8729, E-Mail: info@drmetz.de, Internet: www.drmetz.de.

Minerot®-Oetinger-Mischung

Zusammengestellt von Ingeborg Oetinger, einer erwiesenen Spezialistin in Sachen Übersäuerung und basischer Ernährung. Das von ihr entwickelte Mittel ist aus verschiedenen Mineralstoff-Citraten, Natriumcarbonat u.a. Bestandteilen zusammengesetzt. Es ist als Fertigprodukt unter der Pharmanummer 0986194 in Apotheken erhältlich. Ingeborg Oetinger veröffentlichte vor 20 Jahren das erste Lehrbuch der Säure-Basen-Therapie. Es zählt inzwischen zu den Standardwerken auf diesem Sektor.

Infos zum Buch wie zum Produkt erhalten Sie bei: Buchdienst Oetinger, Ruckhardtshauser Str. 7, 74613 Öhringen-Ohrnberg, Telefon 07948/755, Fax 2446.

Mineral-Komplex

1 Tablette enthält: Dolomit: 5 mg Eisen, 5 mg Zink, 1,9 mg Mangan, 1 mg Kupfer, 60 mcg Chrom, 30 mcg Selen. Weitere Spurenelemente: 75 mcg Jod, 80 mcg Molybdän. Infos über Bezug erhältlich über die Internet-Adresse: www.vital4you.de.

NemaBas

Ein Mittel in Tablettenform. Jede Tablette enthält z.B. Natrium (131,1 mg) als Natriumhydrogencarbonat, Magnesium (27,9 mg) als Magnesiumcarbonat, Calcium (37,7 mg) als Calciumcarbonat, Kalium (8,6 mg) als Kaliumhydrogencarbonat, Phosphor (13,3 mg) als Calciumhydrogenphosphat. Dazu kommen noch als Trennmittel mikrokristalline Cellulose, Magnesiumstearat, Talkum, modifizierte Stärke.

Hersteller: Nestmann + Co., Weiherweg 17, 96199 Zapfendorf, Telefon 09547/92210, Fax 215, e-mail: pharma@nestmann.de, Internet: www.nestmann.de.

Neukönigsförder Mineraltabletten

Der Hersteller schreibt dem bekannten und renommierten Mineralstoff- und Spurenelemente-Spender die folgenden Eigenschaften zu: Eine Einnahme normalisiert die neuromuskuläre Reizübertragung, ökonomisiert die muskuläre Zellenergetik, puffert und eliminiert saure Valenzen, ermöglicht die optimale Ausschöpfung der physiologischen Leistungsreserve, verbessert die Sauerstoffkapazität des Blutes und setzt so das Leistungslimit herauf. Grundsätzlich handelt es sich in diesem Fall um ein Nahrungsergänzungsmittel, das Mangelerscheinungen in der Versorgung mit den essentiellen Mineralien und Spurenelementen beseitigen und verhüten soll. Die Zusammensetzung pro Tablette beträgt: 195,0 mg Kaliumchlorid, 100,0 mg Calciumhydrogenphosphat, 80,0 mg Magnesiumhydrogenphosphat, 65,0 mg Calciumcarbonat, 25,0 mg Magnesiumoxid, 33,325 mg Einsen(II)-sulfat getr., 1,0 mg Zinkoxid, 0,5 mg Mangan(IV)-oxid, 0,1 mg Kobalt(II)-sulfat, 0,075 mg Kupfer(II)-sulfat-5-hydrat. Das Präparat ist nur in Apotheken erhältlich.

Info/Hersteller: NAM Neukönigsförder Arzneimittel GmbH, Moorbeker Str. 35, 26197 Großenkneten, Telefon 04435/5067/5068, Fax 6166.

Nimbasit

Eine Molke-Mineralstoff-Kombination aus der Schweiz (Fa. Biosana). Die Mischung kann man mit jener von Erbasit vom selben Hersteller vergleichen. Enthalten sind: Calciumzitrat, Kaliumzitrat, Natriumzitrat, Magnesiumzitrat. Hinzu kommen Brennnessel- und Fruchtpulver sowie als Besonderheit noch Molkepulver. Dafür ist in diesem Präparat keine Lactose enthalten. Nimbasit gibt es als Tabletten und Pulver. Inhaltsstoffe total pro 100 g: 4,3 g Eiweiß, 35,9 g verwertbare Kohlenhydrate, 6,9 g Natrium, 2,2 g Calcium, 680 mg Magnesium, 2,5 mg Eisen, 4,7 g Kalium.

Info: Biosana AG, CH-3672 Oberdiessbach, Telefon 0041/31/7712301, Fax 7711048.

Orgon Wurzelkraft (Meine Basenkur)

Bei diesem in Gesundheitskreisen beliebten und bekannten Mittel zur „Säureneutralisierung und Mineralisierung" handelt es sich eigentlich um ein höchst komplex zusammengesetztes Nahrungsergänzungsmittel. Es enthält nicht nur Mineralstoffe, sondern auch Blütenpollen, Lecithin, Sojaeiweiß, Kürbiskerne, süße Mandeln, Fermentgetreide sowie eine 77-Kräuter-Gewürz-Gemüse-Mischung. Insgesamt besteht es aus „83 Wurzeln, Gemüsen, Früchten, Samen und Kräutern. Orgon Wurzelkraft ist ein Mineralstoffprodukt auf rein pflanzlicher, umfassend breiter Basis, ohne Konservierungsstoffe, ohne Farbstoffe und ohne künstliche Aromen". Vom selben Hersteller gibt es außerdem einen schlackenlösenden „ORGON 7mal7 Kräutertee" sowie das „ORGON Meine Base"-Badesalz-Konzentrat.

Info: ORGON Körperpflegemittel GmbH, Dülmener Str. 33, 48163 Münster, Telefon 02536/3310-0, Fax 9676.

Ovocalcin forte Dragees

Obwohl es in diesem Zusammenhang mitunter aufgeführt wird, handelt es sich bei Ovocalcin forte Dragees nicht um ein „Basenpulver", sondern ein apothekenpflichtiges Arzneimittel, das neben Meeresalgenextrakten und anderen pflanzlichen Auszügen als wichtigen wirkungsbestimmenden Inhaltsstoffe Vitamin D (Colecalciferol) enthält. Bei den weiteren Bestandteilen handelt es sich um Rote Koralle und die Große Meeresmuschel (Ovocalcin) sowie Rote Bete, Rote Korallen, Große Meeresmuschel, Meersalz, Brennessel (Vvocalcin N-Forte).

Info BRD: Maria Richter, Postfach 3571, 49025 Osnabrück. Info Schweiz: Bucheli AG, Bahnhofstr. 27, CH-9100 Herisau.

Painergy-Pulver

Ein Mineralstoffpräparat, das vor allem Sportlern empfohlen wird (schmerzlindernd, regenerationsfördernd, krampfauflösend). Info, Bezugsquelle: Vita Bon B.V., Franciscanerstraat 8, NL-6462 CN Kerkrade.

Presselin Osmo Pulver

Das nicht apothekenpflichtige Arzneimittel wird als Antazidum eingesetzt. Es setzt sich zusammen aus Citronenesäure, Weinsäure, Lactose sowie Natriumhydrogencarbonat.

Pulvin

(Rezeptur: Siehe weiter oben am Anfang des Kapitels zu den Basen-Pulvern.)

Rebasit

Rebasit ist wohl der „Klassiker" unter den anorganischen Basenpulvern und wird von vielen Entsäuerungs-Therapeuten eingesetzt. In der Schweiz ist das Präparat apothekenpflichtig. Es setzt sich zusammen aus:

Lactose als Grundmasse 1000,0 g, Kieselsäure-Präzipitat 5,5 g, Dreiwertigem Natriumzitrat 745,6 g, Dreiwertigem Calciumzitrat 123,0 g, Dreiwertigem Kaliumzitrat 65,6 g, Dreiwertigem Magnesiumzitrat 37,3 g, Dreiwertigem Eisenzitrat 16,4 g, Zweiwertigem Manganzitrat, 1,1 g. Rebasit genießt vielen Jahrzehnten einen vorzüglichen Ruf. Dabei gilt es jedoch stets zu beachten: Bei Basenpulvern liegen die Rezepturen immer offen zutage, verheimlichen lässt sich da nichts, der Anbieter muss Farbe bekennen. Dies erzwingen schon die gesetzlichen Bestimmungen. Wirksam sind die enthaltenen Mineralien und manchmal noch weitere entsäuernde Bestandteile bzw. solche, die günstig auf die Verdauung und das Darmmilieu einwirken. Mittel wie Rebasit bieten hier eine gute „Adresse", da sie gerade von Therapeuten gern und häufig eingesetzt werden, was sicher nicht der Fall wäre, wenn sie sich nicht bewährt hätten.

Info/Bezug: Über Apotheken.

Royal Plus

Ein Mittel zur natürlichen Entsäuerung nach Prof. Dr. Kurt Tepperwein. Das Präparat soll „die Ausscheidung abgelagerter Zellsäuren" fördern, Bindegewebssäuren neutralisieren und leere Basenspeicher auffüllen. Es besteht aus Teepulver (Grüner Tee vom Typ Oolong) und weiteren Stoffen wie Kamillen- und Lindenextrakten. Außer Magnesium, Calcium, Kalium, Natrium, Phosphat und einigen B-Vitaminen findet sich darin auch Vitamin C.

Info/Bezugsquelle: z.b.Werde wesentlich, Gabriele Trapp, Hauptstr. 12, 58339 Breckerfeld, Telefon 02338-872782, info@werde-wesentlich.de, www.werde-wesentlich.de.

Säure-Basen-Kapseln

Sie werden zur Entsäuerung des Organismus und bei Sodbrennen empfohlen. Sportler nützen solche basischen Elemente z.b. zur schnelleren Regeneration bei Muskelkater. Inhaltsspektrum: jede Kapsel enthält Natriumbicarbonat 400,00 mg, Calciumcarbonat 300,00 mg, Kaliumcarbonat 31,25 mg und Dinatriumphosphat 31,25 mg. Als Einnahme-Empfehlung gibt man an: Täglich 3-4 Kapseln zwischen den Mahlzeiten oder vor dem Zubettgehen. Die Anbieter verweisen darauf, dass „falsche Ernährung, Diäten, Alkohol, Nikotin und vor allem Stress zu einer überhöhten Säureproduktion" im Körper führen. Die im Präparat enthaltenen Mineralien sollen der Übersäuerung entgegenwirken und den Säure-Basen-Haushalt regulieren. So werden dann u.a. „Bindegewebe und Muskulatur von überschüssiger Säure befreit. Bei sportlicher Betätigung fällt vermehrt Milchsäure an und wird in der Muskulatur eingelagert. Die Folgen sind Muskelkater, Müdigkeit und langsamere Regeneration. Säure-Basen-Kapseln sorgen für schnellen Abbau der Milchsäure und für schnelle Regeneration der Muskeln".

Info/Bezugsquelle: nutrishop, von-Freiberg-Str. 13, 84048 Mainburg, Telefon 08751/844988, Fax 08751/844984, E-Maill: gs@nutrishop.de, www.nutrishop.de.

Satyrin Basentrank

Das Getränk gibt es in 200 oder 500 g-Flaschen. Über die genaue Zusammensetzung war leider nichts näheres in Erfahrung zu bringen. Vielleicht hat der interessierte Leser mehr Glück.

Bezugsquelle: Altstadt-Apotheke e.K., Apotheker Dr. rer. nat. Th. Otzen, Stadtweg 27, 24 837 Schleswig, Telefon 04621 / 96 220, Fax : 04621 / 96 22 22, Internet: www.gefion.de/shop/agb.html

Was bei der Einnahme von Basenpulvern beachtet werden sollte

Die üblichen Basenpulver können auch ihre Tücken haben, soweit es natriumbicarbonathaltige Mittel betrifft. Denn die Einnahme vermag im Einzelfall auch zu Magenstörungen zu führen. In diesem Falle werden beispielsweise von Dr. Worlitschek „milchsäurehaltige Präparate in Tropfenform" empfohlen (z.B. Gelum oder Lactopurum Tropfen).

Andere Experten halten solche Einwände für nicht stichhaltig (I. Oetinger), wie sie in Zeitschriften immer wieder aufgegriffen werden. So etwa meldete man in einer Untersuchung der Zeitschrift ÖKO-TEST zu Magenmitteln bei Sodbrennen vor einiger Zeit Bedenken gegen reines Natriumhydrogencarbonat (oft auch als doppelkohlensaures Natron bezeichnet) an: „Statt dem geplagten Magen Ruhe zu verschaffen, setzt Natron erhebliche Mengen Kohlendioxid frei und verursacht dadurch selbst Blähungen. Zwar kann die Chemikalie die Magensäure rasch neutralisieren, doch diese Wirkung hält nur kurz an: Der Magen wird dazu angeregt, rasch neue Salzsäure zu produzieren". Die Einschränkung gilt aber nicht nur für Natron: „Auch Calciumcarbonat", ein weiterer beliebter Stoff in Basenmitteln, „fördert nach der raschen Neutralisierung die erneute Salzsäurebildung, wenn auch nicht so stark wie Natriumhydrogencarbonat". Daran sieht man: die Einnahme von Basenmitteln greift durchaus massiv in die Körperregulationen ein und unser Stoffwechsel ist entwicklungsgeschichtlich natürlich nicht auf die Konfrontation mit starken Laugen (wie sie Natron im Magensaft bildet) eingestellt. In Verbindung mit einer Kur machen solche basischen „Rosskuren" jedoch durchaus Sinn, können Begleiteffekte ohne weiteres hingenommen werden. Nicht in jedem Fall jedoch als „Dauermedikation", wie manche Therapeuten empfehlen. Unproblematisch ist es, wenn man bei der permanenten Basenzufuhr auf (pflanzliche) Mineralstoffe setzt. Diese beeinflussen den Säure-Zyklus (Säurepegel im Magen; Basenfluten des Stoffwechsels) nicht und füllen doch die Basenpuffer des Blutes auf.

Übrigens: die richtigen „Antazida", also Mittel gegen die übermäßige Magensäure, kommen als Entsäuerungsmittel überhaupt nicht in Frage. Herkömmliche Pharma-Präparate enthalten regelmäßig das hochbedenkliche Aluminium, ein Schwermetall, das im Verdacht steht, an der Entstehung von Alzheimer mitbeteiligt zu sein.

Wir raten deshalb: Sollten Sie tatsächlich Verdauungsprobleme bekommen oder ständig für basisch wirkenden Nachschub sorgen wollen, dann weichen Sie bei Beschwerden auf ein anderes Basenpulver aus. Es gibt, wie wir gesehen haben, inzwischen eine große Auswahl davon. Sie sind teilweise sehr unterschiedlich zusammengesetzt, und viele Hersteller - so etwa die wenigen Anbieter von rein pflanzlichen Mitteln- verzichten ganz auf isolierte anorganische Bestandteile. Deshalb erweisen sie sich auch für Menschen bestens geeignet, die z.B. mit Natron ihre Schwierigkeiten haben.

Weitere Basenspender

1. Die Schüssler-Salze

Ein ganz eigenes Kapitel bilden in unserem Zusammenhang die Schüssler-Salze. In diesem Falle wird auch mit Mineralstoffen geheilt, jedoch werden diese nur in homöopathischen Verreibungen/Verdünnungen von D6 bis D12 verabreicht. Dabei ist die *quantitativ* zugeführte Menge an Elektrolyten natürlich minimal und bei der Pufferung von Säuren zu vernachlässigen. Solche Salze können jedoch erfahrungsgemäß im Einzelfall geeignet sein, „im Feinbereich Stoffwechselregulationen zu ermöglichen". Der Arzt und Säure-Basen-Spezialist Dr. Michael Worlitschek empfiehlt in diesem Zusammenhang insbesondere das Mittel Natrium bicarbonicum D6. Es wird aus Natron, also Natriumhydrogencarbonat hergestellt, einer Verbindung, die auch in vielen anderen Entsäuerungspulvern enthalten ist.

Begründer dieser Therapieform, damals wie heute noch unter der Bezeichnung „Biochemie" bekannt, war der Oldenburger Mediziner Dr. Wilhelm Heinrich Schüßler (1821-1898). Er lehrte, dass „alle Krankheiten auf einer Störung des menschlichen Mineralhaushalts zurückzuführen sind", verband diese Erkenntnis dann allerdings mit seiner therapeutischen Ausrichtung als homöopathischer Arzt. Die von ihm verfasste Schrift „Eine abgekürzte Therapie gegründet auf Histologie und Cellular-Pathologie", die im Original nur 16 Druckseiten umfasste, wurde sogar zu einem kleinen Bestseller jener Jahre.

Im Mittelpunkt dieser Therapierichtung standen -einmalig in jener Zeit- die Mineralstoffe, die er ganz gegen den Trend als lebensnotwendig erachtete. Derartige anorganische Elemente, so Schüßler, müssen wir den Zellen ständig zuführen. Kranke Zellen sollten dadurch ganz im Sinne der „Cellular-Pathologie" wieder zu einem normalen, regulären Funktionieren zurückgeführt werden. Dazu entwickelte er zuerst ein Dutzend „biochemische Mittel" (u.a. phosphorsaures Eisen, Chlornatrium, Kieselsäure, Fluorcalcium, ursprünglich auch schwefelsauerer Kalk).

Von Seiten der Homöopathen wurde Schüßler dabei heftig attackiert und angefeindet. Sie wollten sich mit seinen Theorien genauso wenig befreunden wie die Schulmedizin. Der Doktor aus Oldenburg fand dagegen bei den Patienten umso regeres Interesse. Seine Praxis war im wahrsten Sinne des Wortes überlaufen (300 Konsultationen pro Tag waren keine Seltenheit!). Die Therapie erlebte dann noch manche kleine Modifikation und Wandlung, noch lange existierte ein „Dr. Schüßler-Sanatorium" (Hahnenklee/Harz) und an vielen Orten der Republik wirken auch heute noch mit großem Erfolg „Biochemische Vereine" (der erste davon wurde bereits 1885 gegründet!).

Kontakt: Biochemischer Bund Deutschlands e.V., Präsident: Dierk Schildt, In der Kuhtrift 18, 41541 Dormagen, Tel. 02133/72003, Fax 739138.

2. Heilerde

Heilerde besteht aus „Erden", also hauptsächlich aus Mineralstoffen wie etwa Magnesium oder Calcium. Sie stellt für jede längerfristige Entsäuerungs- und Entgiftungskur ein absolutes Muss dar. Denn die Mikrokörnchen sind so aufgebaut, dass sie alle jene unerwünschten Stoffe (Schlacken, daraus gelöste oder während der Verdauung entstehende Säuren u.ä.) im Darm aufzunehmen vermögen, die bei solchen Reinigungsmaßnahmen notwendigerweise anfallen. Allerdings sollte man sich über eines im Klaren sein: ersetzen kann Heilerde die Einnahme von Basenpulvern nicht. Denn die in der Mineralerde verfügbaren Elemente werden vom Körper nur in sehr begrenztem Umfang resorbiert. Heilerde stellt deshalb keine erhebliche zusätzliche Reserve für die Pufferkapazität des Blutes dar. Unerlässlich ist sie aber für den reibungslosen Abtransport der gelösten Altsubstanzen aus dem Darm und als Schutz davor, dass es zur gefürchteten intestinalen Autointoxikation kommt (Rückvergiftung aus dem Darm).

Info, Bezugsquelle: S. Bachert, argiletz Tonerde-Produkte, Postfach 1105, 65701 Hofheim am Taunus, Telefon 06192/22201, Fax 22208. Weiterer Anbieter: Luvos Heilerde, ultrafein und als Kapseln (Reformhaus).

3. Trockenfrüchte!

Ein allgemein kaum bekannter Pluspunkt der Trockenfrüchte ist ihr teilweise ganz enormer Basenüberschuss. Das gilt z.B. für Aprikosen und Feigen in besonderem Maße. Sie stellen damit Puffersubstanzen zur Verfügung und neutralisieren Säuren, wie sie im Stoffwechselgeschehen zwangsläufig anfallen. Nutzen kann man all diese Vorzüge, indem man sich wieder auf uralte Küchenpraktiken besinnt und insbesondere die Schätze des Herbstes (schnell verderbliches Obst in Überfülle) auf traditionelle Weise konserviert. Auch dabei sollte den Wildfrüchten mehr Beachtung geschenkt werden. Denn es gibt eine Menge urwüchsiger Beeren, die auf diese Weise gesammelt und für die frischkostarme, karge Zeit aufbereitet werden können (von Hagebutten über Wacholderbeeren, Schlehen und Berberitzen bis zu Felsenbirnen, Maulbeeren u.ä.). Im Fachhandel findet man mitunter auch Angebote von wilden Feigen aus dem Iran und wilde Aprikosen – letztere bildeten bekanntlich einen wichtigen Bestandteil der besonderen Diät der Hunza, eines Himalaja-Volkes, das sich vor dem Einzug zweifelhafter „Segnungen" der Zivilisation durch besondere Gesundheit und Langlebigkeit auszeichnete.

4. Mineralwässer/Heilwässer

Als Basenspender sind Mineralwässer durchaus relevant. Gerade in Deutschland besteht in dieser Hinsicht eine lange Tradition, innerhalb derer die besonderen Mineralstoffgehalte solcher „Brunnen" bei vielfältigen Krankheitsbildern und zur „Blutreinigung" sowie für Trinkkuren genutzt wurden – und dies mit gutem Erfolg, wenn man es richtig angepackte (z.B. in Verbindung mit dem Fasten). Daran ändern auch kritische Anmerkungen aus ganz unterschiedlichen Richtungen nichts. So etwa von jener Gruppe der Naturgesundheitsbewegung, deren Anhänger unbewiesen behaupten, anorganische

Mineralien aus solchem „harten" Wasser könnten nicht verwertet werden und würden im Körper sogar Schaden anrichten. Dem ist definitiv nicht so. Die Mineralstoffe aus den Brunnen sollen im übrigen auch nur die Pufferreserve im Körper, den Gewebsflüssigkeiten und im Blut aufstocken. Auch die Mineralstoffe in den meisten Basenpulvern sind in diesem Sinne „anorganisch" und unterscheiden sich nicht von jenen im Wasser. Ein anderer Kritikpunkt hängt mit der angeblich mitunter „hohen Kochsalzbelastung" vieler Wässer zusammen. Hierbei wiederum verwechselt man NaCl (also Kochsalz) mit Natriumbicarbonat. Auch dies ist eine Geisterdiskussion, angezettelt und geführt in diesem Fall sogar von ausgebildeten Ernährungswissenschaftlern, Pharmakologen und Ernährungsberatern. Schauen Sie beim Mineralwasser also ruhig aufs Etikett. Es müssen nicht weiche Wässer sein, darin dürfen ruhig Mineralstoffe vorkommen. Das Dunaris-Heilwasser z.B. enthält 2,887 g/Liter vom Puffer Hydrogencarbonat. Mineralstoffreich sind auch Staatl. Fachingen oder die Kaiser-Friedrich-Quelle.

Nicht nur beim Sport verliert der Körper durch Schwitzen und einen angeregten Stoffwechsel neben der vermehrten Flüssigkeitsausscheidung auch wertvolle mineralische Komponenten. Deshalb müssen wir ständig für Nachschub sorgen, denn es ist überraschend aber eine Tatsache: richtiggehende Depots, wo Mineralstoffe und Spurenelemente auf Lager genommen werden könnten, gibt es im Körper eigentlich nicht. Auch die Knochen und Zähne greifen nach diesen Elementen aus Eigennutz, um der eigenen Stabilität willen.

Mineralwasser stellt also durchaus eine erwägenswerte Alternative und Begleitmaßnahme einer bewusst basenreichen Kost dar. Will man sie einbeziehen, sollte bevorzugt zu solchen mit hohen Gehalten an Natrium, Kalium, Calcium und Magnesium gegriffen werden. In Frage kommen dafür Spezialwässer mit einem Mineralstoffanteil von mehr als 1.500 mg.

Ausführliche Infos zum Thema findet man im Internet unter: www.mineralwasser.com. Unabhängige Einschätzungen in dieser Hinsicht bieten die Stiftung Warentest (Lützowplatz 11-13, 10785 Berlin, Telefon 030/2631-0, E-Mail: sw-online@stiftung-warentest.de, Internet: www.stiftung-warentest.de) oder Zeitschriften wie das ÖKO-TEST-Magazin (Frankfurt/M.).

5. Mineralstoffpräparate allgemein

Mineralstoffpräparate, z.B. für „Risikogruppen", als Nahrungsergänzung bei unzureichender Ernährung u.ä. haben viele Anbieter im Programm. Man sollte dabei aber bedenken, dass solche Elemente in der Natur bzw. den Lebensmitteln nicht in Reinform, also isoliert und konzentriert, vorkommen, und es ist sicher klug, sich in Fragen der Ernährung stets daran zu orientieren, auf was unsere Stoffwechselkräfte natürlicherweise eingestellt sind. Erhältlich sind die recht zahlreichen Angebote in Apotheken, Drogerien, Reformhäusern und immer häufiger auch in Naturkostläden. Aus Holland, England und den USA kommen relativ hochdosierte Mittel. Sie werden ausschließlich über den Versand angeboten. Über ein relativ breites Sortiment an solchen Nahrungsergänzungsmitteln verfügt man außerdem üblicherweise bei Spezialversendern für Sportlerernährung.

Nicht immer kommen jedoch, wie Ernährungsfachleute beklagen, die ausgelobten Inhaltsstoffe tatsächlich in den Körperzellen an. Dies gilt gerade für Mineralstoffpräparate. Auch in diesem Fall sollte man also genau hinschauen, bevor man Geld hinblättert. Gute Resorptionsraten, also einen hohen Nutzen, versprechen dagegen die organischen, pflanzlichen Varianten. Und gerade auf diesem Sektor gibt es bislang allenfalls eine winzige Auswahl. Denn anorganische Rohstoffe zu verwenden, ist nun einmal die billigste Lösung. Positive Ausnahme: Ein Präparat, das schon seit Generationen im Reformhaus (und seit einiger Zeit auch im Versand) angeboten wird, ein echter „pflanzlicher Klassiker", nämlich Minactiv (siehe weiter oben bei den Basenpulvern). Hier nochmals die Anschrift für alle, die einer solchen naturnahen Lösung des Mineralienproblems nähertreten wollen: Fa. Dr. Metz KG, Postfach 1446, 65764 Kelkheim, Telefon 06195/3071 + 3072, Fax 8729, E-Mail: info@drmetz.de, Internet: www.drmetz.de.

Was sonst noch zu beachten ist

Grundsätzlich gilt immer die 80:20 Regel, mit den Worten von Dr. Ragnar Berg, der die Sache am eigenen Leib erprobte: „Gesunde müssen das Vierfache an Basenkost im Verhältnis zur säurebildenden Kost verzehren, Kranke das Siebenfache". Letzteres ist gewiss nicht gerade einfach: diese Krux ist **das wichtigste Argument, das für Mineralstoffe und Basenpulver-Zusätze spricht.**

Bei der Gesellschaft für Biologische Krebsabwehr (GfBK), Heidelberg, weist man überdies auf die Bedeutung des gründlichen Kauens und Einspeichelns der Nahrung hin und darauf, dass abends nicht zu üppig getafelt werden sollte. Sonst überlastet man nämlich die „Verdauungsorgane und die Basen produzierenden Drüsen, wie Mundspeicheldrüsen, Leber, Bauchspeichel- und Dünndarmdrüsen". Auch die GfBK urteilt, dass „die Zufuhr von Basensalz-Präparaten in Pulver- und Tablettenform häufig langfristig notwendig und sinnvoll ist". Und man verweist überdies auf die Möglichkeit der „Zufuhr von Brot-Getreide-Säuren im Brottrunk", die in der Lage seien, „den körpereigenen Säuremolekülen entgegenwirken" (eine Anschauung, die nicht ganz unumstritten sein dürfte, da natürlich auch Milchsäure gepuffert werden muss). Hilfreich für die Praxis ist sicher auch der Hinweis, bei akuter Übersäuerung „Baseninfusionen und -bäder" einzusetzen.

Fest steht auf jeden Fall: Wir alle können auf der Stelle sehr viel tun, um der Säureüberflutung des Organismus Herr zu werden und die sauren Schlacken allmählich abzutragen. Schon Are Waerland setzte bei der Entsäuerung auf bestimmte, sehr mineralstoffreiche Gerichte. Besonders die Gemüse bieten sich dabei an. Die GfBK empfiehlt in dieser Tradition das nachfolgend aufgeführte Rezept für eine **Basen-Gemüsebrühe**: „500 700 g Gemüse (je nach Jahreszeit gemischt, z. B. Karotten, Sellerieknollen, Fenchel, Petersilienwurzel), 1 Knoblauchzehe, 1 Zwiebel 4 Lorbeerblätter, 3 Gewürznelken, Wacholderbeeren, Muskatnuss, Meersalz. Zubereitung: Gemüse mit einer Bürste unter fließendem Wasser gut reinigen und zerkleinern, in den Kochtopf geben, mit Wasser aufgießen und ca. 20 Min. mehr ziehen als kochen lassen. Dann durch ein Sieb passieren. Diese Brühe wird getrunken oder dient als Grundlage für andere Gerichte".

Und eines sollten wir uns immer wieder vor Augen halten: Einschränken oder besser ganz meiden sollten wir vor allem tierisches Eiweiß:

Eiweiß und Übersäuerung. Der heute exorbitant hohe Verzehr von Fleisch, Wurst, Milchprodukten aller Art, also insbesondere tierischem Eiweiß sowie Eiweiß im Allgemeinen, ist ein Übersäuerungsfaktor ersten Ranges. Wir konsumieren davon weit mehr als nötig wäre und uns gut tut. Um 1800 wurden durchschnittlich 20 Kilo verzehrt, heute sind es -trotz BSE- rund 90 Kilo. Dass dies nicht bekömmlich ist, darin sind sich alle Ernährungsexperten einig. Die zivilisatorische Eiweißmast -bei uns Ernährungsstandard- überfrachtet nicht nur das Blut mit unzuträglich hohen Gehalten riskanten Cholesterins (es gibt davon „gutes" und „liederliches"), es belastet vor allem den Säure-Basen-Haushalt gleich in doppelter Hinsicht. 1. Es entstehen dadurch manifeste, „harte" Säuren wie die Phosphor-, Schwefel- und Harnsäure. 2. Gleichzeitig geschieht aber noch etwas anderes, was viel zu wenig bekannt ist und beachtet wird: Der im Körper verfügbare Natriumbicarbonat-Puffer wird geplündert. Grund dafür ist die für die Eiweißverdauung erforderliche vermehrte Produktion von Salzsäure (HCl). Dabei bildet sich in der Reaktionskette Natriumbicarbonat (NaHCO3). Dieses wird zuerst ins Blut abgegeben und von dort über den Urin aus dem Körper ausgeschieden. Die Blutzusammensetzung verändert sich durch den (überhöhten) Tier-Eiweißverzehr in einer Weise, dass dem Stoffwechsel vermehrt basische Elemente verloren gehen.

Paradoxe Folge: Der pH-Wert des Urins kann selbst nach dem Schwelgen in fleischlichen Genüssen trotz der tatsächlich auftretenden Überflutung des Körpers mit Säuren durchaus basische Werte aufweisen (Morgenurin des darauffolgenden Tages). Die Übersäuerung bzw. der Verlust an Puffer-Kapazität zeigt sich möglicherweise erst zeitversetzt, weshalb es auch nur dann sinnvoll ist, den pH-Wert des Urins zu kontrollieren, wenn dies über einen längeren Zeitraum hinweg geschieht.

Und noch etwas muss man sich beim Aufbruch ins basische Zeitalter der Körperphysiologie ins Stammbuch schreiben: Alkohol macht sauer. Es ist nicht so, dass mit dem „guten Tropfen" große Säurewellen in den Körper schwappen. Aber exzessiver Alkoholkonsum – und zu dem zählen schon zwei „Viertele" Wein, wenn man ein solches Quantum jeden Tag zu sich nimmt – entmineralisiert den Körper nachhaltig. Dieser Effekt ist sogar bei einmaligen Exzessen wie z.B. zu Fasnacht oder um den Jahreswechsel zu beobachten. Wenn auch die genaue Erklärung des Alkohol- „Katers" noch aussteht, so wird dieser doch von vielen Experten auf den akuten Mineralienverlust infolge von übermäßigem Alkoholkonsum zurückgeführt (die Alkoholika führen zu Flüssigkeitsverlust, und damit verabschieden sich immer auch reichlich „Elektrolyte" aus dem Körper).

Seminare, Kliniken und Selbsthilfe

Entsäuern lernt man am besten durch eine gute praktische Anleitung und Einweisung. Es kommt dabei auf bestimmte Ernährungsmaßnahmen an (Basen-Plus-Ernährung, Säure-Fasten) sowie unterstützende manuelle Hilfen insbesondere zur Aktivierung des Lymph-Flusses. Nachfolgend haben wir Anlaufstellen aufgeführt, wo Sie in diesen Fragen kompetenten Rat und konkrete Hilfen finden.

1. Adress-Liste von Säure-Fasten® PraktikerInnen

Die Acidose-Spezialistin Rosemarie Holzer führt seit Jahren ausgesprochen erfolgreiche Workshops durch und berät sowohl in Fragen der basenüberschüssigen Ernährung (Küchenpraxis) wie besonderen Techniken zur Intensivierung der Entschlackung und Entsäuerung. Termine können vereinbart und erfragt werden unter:

Ernährungs- und Gesundheitspraktik ACIDOSE Rosemarie Holzer, D-78121 Königsfeld, Postfach 106, Telefon + Fax 07725/919114, A-6134 Vomp/Tirol, Vomperberg 56, Telefon (0043)-05242/61088.

Weitere Säure-Fasten®-Praktiker/innen – Kontakt-Adressen:

Deutschland (0049)

- Femi Asipi, Hugo-Kallenbachstrasse 18, D-65931 Frankfurt/M., Telefon 069/311888.

- Praxis Dr. med. A. Barth, Lymphologische – Ganzheits -Therapie, Bahnhofplatz 8, D-72160 Horb, Telefon 07451/557110, Fax 07451/5571155.

- Susanne Guyer-Duden, Bergstr. 3, D-78126 Königsfeld, Telefon 07725-9175851.

- Ingeborg Duhm, Textorstr. 41, D-60596 Frankfurt, Telefon 069-615954.

- Elisabeth Levi, Bahnhofstrasse 2A, 76676 Graben-Neudorf, Telefon 07255/900741.

- Svenja Holzer, Schulstrasse 63, D-76689 Karlsdorf-Neuthard, Telefon 07251/49392.

- Edith Liebergeld Institut, M.A. Claus Peter Cremer, König-Otto-Strasse 48, D-83088 Kiefersfelden, Telefon 08033/98203 oder 98204.

- Michaela Neithardt, Rennweg 10, D-76698 Ubstadt-Weiher/Stettfeld, Telefon 07253/880142.

- Thomas Röttger, Neustrasse 6, D-46325 Borken-Gemen, Telefon 0172-1562857.

- Ilona Schütt, Buchenstieg 5D, D-22359 Hamburg, Telefon 040/60912091.

- Claudia Schwarz, Neustrasse 6, D-46325 Borken-Gemen, Telefon 0172-1562857.

- Annelies Winkler, Schloßstrasse 15A, D-07407 Rudolstadt, Telefon 03672/423059.

Österreich (0043)

- Angelika Ledermaier, Alois Norer Strasse 9, A-6130 Schwaz/Tirol,
- Telefon 0676/3327276.
- Dr. med. univ. Heinz Unterberger Arzt für Allgemeinmedizin-Sportarzt A-6112 Wattens, Telefon 05224-53553.

2. Therapie und Kliniken

Ein deutliches Indiz dafür, dass das Säure-Basen-Thema, die „Basen-Theorie" nach Ragnar Berg im Moment geradezu eine Renaissance erlebt und zunehmend innerhalb der Wissenschaft anerkannt wird, ist der Umstand, dass sich auch therapeutische Einrichtungen den hier erkennbar werdenden Möglichkeiten öffnen.

An erster Stelle ist hier die Schlosspark Klinik in Gersfeld zu nennen. Die „Verbesserung des Säure-Basen-Gleichgewichtes durch basenreiche, wohlschmeckende vegetarische Ernährung" gehören zu den Behandlungsprinzipien der Klinik, und dies schon seit Jahrzehnten. *Info: Schlosspark Klinik Gersfeld, Fritz-Stamer-Str. 11, 36129 Gersfeld/Rhön, Telefon 06654/160, Fax 1663, E-Mail: info@schloss-klinik.de, Internet: www.schloss-klinik.de.* Lange Zeit befand man sich damit allerdings allein auf weiter Flur. Dies hat sich in den vergangenen Jahren erfreulicherweise geändert. So sind beispielsweise die Allgäu-Naturclinicen (Bad Wörishofen und Hindelang) hinzu gekommen, wo man im Zusammenhang mit den angewandten naturheilkundlichen Behandlungsweisen ausdrücklich betont: „Ein wesentlicher Punkt der Ernährungstherapie bildet die Berücksichtigung des Säure-Basen-Haushalts, des Stoffwechsels und die in diesem Sinne speziell entwickelte basenreiche Ernährungsweise (Vitalkost)". *Info: Allgäu Clinic für Naturheilverfahren, Gerberweg 6, 87541 Hindelang, Tel. 08324/898-0, Fax 08324/898-199, E-Mail: info@allgaeu-clinic.de Allgäu-Kinder-Clinic für Naturheilverfahren, Hahnenfeldstr. 24, 86825 Bad Wörishofen, Tel. 08247/393-0, Fax 08247/393-199, E-Mail: info@allgaeu-clinic.de, Allgäu-Clinic für Naturheilverfahren, Hahnenfeldstr. 24, 86825 Bad Wörishofen, Tel. 08247/393-0, Fax 08247/393-199, E-Mail: info@allgaeu-clinic.de.*

„Basen-Infusionen mit isopathischen und orthomolekularen Medikamenten" stehen außerdem in der Paracelsus-Klinik Lustmühle auf dem therapeutischen Programm. *Info: Paracelsus-Klinik Lustmühle, Dr. med. Karl-Heinz Braun-von Gladiß, Stofelweid 16, CH-9053 Teufen, Fax: 0041/71/3334828, E-mail: gladiss@notiz.ch.*

Und an dieser Stelle noch ein Tipp: Mit Basenpulvern arbeitet man in vielen Fällen auch an Kliniken und Kurhäusern, welche die Mayr-Kur (Diagnostik und Darmsanierung nach Dr. F. X. Mayr) praktizieren.

Mehr Durchblick in der Gesundheits-Szene

1. Entsäuerungsbehandlung – Ein Klassiker der Naturheilkunde

Die Basentheorie und Therapie nach Dr. Ragnar Berg gehören nun seit fast 100 Jahren zu den Klassikern der Naturheilkunde, und die Entsäuerung bildet nach Einschätzung vieler Therapeuten die Grundlage und Voraussetzung für ursächliches Heilen schlechthin. Bitte beachten Sie die hierzu in unserem Verlag erschienenen Ratgeber (nähere Informationen hält auch das „Journal für gesundes Leben" im Buchanhang bereit):

Norbert Messing: **Die Säure-Basen-Balance**, 80 Seiten, EUR 7,70, ISBN 3-927124-22-2. Rosemarie Holzer: **Die Acidose-Selbstmassage**, 56 Seiten, viele Abb., EUR 9,20, ISBN 3-927124-36-2. Norbert Messing: **Die Praxis der Entschlackung**, 80 Seiten, EUR 7,70, ISBN 3-927124-18-4. Sehr viele praktische Hinweise für eine gut ausbalancierte Säure-Basen-Regulation enthält auch die Titel C.W. Echter: **Neue Wege zur Gesundheit**, 196 Seiten, EUR 13,50, ISBN 3-927124-13-3 sowie N. Messing: **Lebensmittel als Arznei**, 140 Seiten, EUR 9,60, ISBN 3-927124-00-1.

2. Transparenz bei Angeboten

Der Gesundheitsmarkt -ob es nun um Produkte oder Dienstleistungen geht- ist unüberschaubar geworden. Wo finde ich was? So fragt sich der Verbraucher heute immer häufiger. Um auf diesem Sektor für mehr Transparenz zu sorgen, stellen wir gegenwärtig eine Reihe von **Übersichts-Veröffentlichungen für Gesundheitsbewusste** zusammen. Die folgenden Ratgeber konnten dazu gerade erscheinen und sind bei der weiter unten aufgeführten Anschrift zu beziehen:

Handbuch Bio-Urlaub

Gesunde Ernährung auf Reisen leicht gemacht: In diesem Ratgeber finden Sie gute Adressen für

- Urlaub mit Vollwertkost, Rohkost oder Makrobiotik,

- vegetarischer Ernährung (auch vegan),

- Bruker- Waerland- und Schnitzerkost.
  Eigene Kapitel informieren Sie über zahlreiche

- Gesundheits-Seminare,

- Vollwert-Koch- & Backkurse sowie

- Spezial-Reiseveranstalter für bewusstes Reisen.

Soeben erschienen. 68 Seiten, EUR 6,50.

Ratgeber FASTEN & ENTSCHLACKEN

Die permanente oder kurmäßige Reinigung unseres Körpers bis in die letzte Zelle ist ein Schlüssel für lebenslange Gesundheit und Jugendlichkeit. Dazu wurden in den vergangenen Jahren und Jahrhunderten vielfältige Strategien und Kurkonzepte entwickelt.

In diesem Ratgeber finden Sie die besten Anbieter und Veranstalter von

- Entgiftungs- und Entschlackungstherapien (Mayr, Schroth, Ayurveda) sowie

- Fastenkuren – ob nun zur Vorsorge, zur Behandlung oder Gewichtsreduktion. Zahlreiche Gelegenheiten vom „Fasten für Gesunde" vor Ort, Fastenwandern bis zu Aufenthalten in Pensionen, Gesundheitszentren, Kliniken und Krankenhäusern sind aufgeführt. Mit Glanzlichtern wie dem neuen „Früchtefasten" und Spezialdiäten wie Breuß-Kuren, der Makrobiotischen Reiskur und vielen anderen bewährten Methoden.

Soeben erschienen. 50 Seiten, EUR 5,20.

Sanfte Krebs-Therapie – konkret

Dieser neue Ratgeber ist ein wirklicher „Wegweiser". Sie finden darin, ausführlich beschrieben, die

- besten Kliniken für biologische Krebsbehandlung, in denen meist auch

- „auf Krankenschein" stationär aufgenommen werden kann. Mit vielen zusätzlichen

- Tipps für die Patienten-Selbsthilfe und Erläuterungen zu einzelnen Therapieformen (u.a. zu den Heilwirkungen der „stoffwechselaktiven Kost" nach Prof. Ries).

Soeben erschienen. 50 Seiten, EUR 5,20. Beachten Sie auch unsere weitere aktuelle Neuerscheinung:

Die Müsli-Medizin

Hier können Sie Informationen und zahlreiche

- heilsame Spezialrezepturen zur „gesündesten Speise der Welt" ausführlich nachlesen. Mit den Originalanleitungen von

- Bircher-Benner, Kollath, Waerland, Budwig, Bruker, Schnitzer... Es tut sich dabei ein Füllhorn an möglichen Gesundheitsvorteilen auf, und das Essen wird auf diese Weise zur medizinisch hochwirksamen Köstlichkeit für einen

- klaren Kopf, eine starke Verdauung, Herz und Gefäße, Immunsystem und eine wirksame Waffe gegen die weit verbreiteten chronischen Leiden. „D' Spys", wie Dr. Maximilian Bircher-Benner seine Schöpfung nannte, kann auch Ihr Leben verändern und Leiden abwenden!

Soeben erschienen. 60 Seiten, EUR 6,50.

Alle aufgeführten Ratgeber erhalten Sie gegen Rechnung bei:

VGG, Postfach 1217, 76663 Bad Schönborn, Telefon 07253/3718, Fax 33955, E-Mail: messing-vgg@t-online.de, Internet: messing-vgg.de

Aktuelle Infos zu unseren Neuerscheinungen, Adressen von Seminarveranstaltern, Therapeuten, Kliniken die mit der Entsäuerungskur arbeiten u.ä. finden Sie im Internet auf den Seiten von: www.messing-vgg.de, www.azidose-info.de oder www.acidose.de.

Zusätzlich stellen wir zu „heißen Themen" des Gesundheitsmarktes ständig aktuelle Übersichtslisten mit Hinweisen auf Bezugsquellen und Anlaufstellen zusammen. Diese können Sie bei uns gegen Beifügung von Rückporto anfordern. Verfügbar sind momentan folgende Aufstellungen:

- **Wegweiser Exotische Heiltees.** Sicher haben Sie von Lapacho-Tee, vielleicht auch von Jatuba, Catuaba, natürlich von Rooibos, Honigbusch oder Papaya-Tee gehört, vielleicht auch von Griechischem Bergtee oder Yogi-Tees? Auch Mate-Tee weist, wie man inzwischen weiß, wertvolle therapeutische Eigenschaften auf. Und bei den heilsamen Grüntees gibt es unendlich viele gesundheitlich hochinteressante Sorten (z.B. Pu-Erh-Tee), manche davon enthalten viel, andere fast gar kein Koffein. Was ist davon zu halten? Vor allem: wo bekommt man qualitativ hochwertige Ware zu akzeptablen Preisen? Unsere Heiltee-Liste ist hier ein alternatives kleines Branchenbuch und enthält eine Fülle von Anregungen und Hinweisen. Ca. 10 Seiten A 4. *Erhältlich gegen € 2,88 in Briefmarken.*

- **Wegweiser Entspannungs-Methoden:** Sie könnten vielen Hektikern buchstäblich das Leben retten: Zahlreiche Ansprechpartner und Info-Quellen für heilsame Verfahren von Alexandertraining, Autogenem Training, Feldenkrais, Phantasiereisen, Progressive Muskelrelaxation, Qigong, Reiki, Tai Chi Chuan, Yoga bis Zilgrei. Ca. 6 Seiten A 4. *Erhältlich gegen EUR 1,65 in Briefmarken.*

- **Spezial-Info: Welches Wasser ist das richtige?** Es gibt Methoden der mechanischen Wasseraufbereitung (von Tischgeräten, Aktivkohle-Filtern bis zur Umkehrosmose oder Dampfdestillation). Was kann man sich davon versprechen, und wer bietet entsprechende Geräte an? Eine andere Qualitätsfrage betrifft die innere Struktur des Wassers: kann man es (wieder) „beleben" oder „energetisieren", so dass das Nass wieder zum ursprünglichen Lebens-Mittel wird, wie es früher Schauberger versprach und Grander heute beansprucht? Auch hierfür erhalten Sie Anregungen, ergänzt durch einen alternativen Branchenführer mit Adressen aller wichtigen Anbieter auf diesem Sektor (mit Preisen u.ä.). Ca. 10 Seiten A 4. *Erhältlich gegen EUR 2,88 in Briefmarken.*

- **Therapie-Übersicht: Sanfte Kuren für die Seele:** Ausführliche Porträts von Psycho-somatik-Spezialkliniken mit alternativen Therapiekonzepten und Selbsthilfetipps. Ca. 12 Seiten A 4. *Erhältlich gegen EUR 2,88 in Briefmarken.*

- **Therapie-Übersicht: Sanfte Waffen gegen den Schmerz.** Alternative Schmerzthe-rapie und Patientenselbsthilfe-Organisationen. Ca. 12 Seiten A 4. *Erhältlich gegen EUR 2,88 in Briefmarken.*

- **Therapie-Übersicht: Allergien natürlich überwinden.** Natürliche Heilweisen gegen den Amoklauf der Antikörper. Spezial-Naturheil-Kliniken von der Nordsee bis zu den Alpen. Großer Selbsthilfe-Wegweiser. Ca. 12 Seiten. *Erhältlich gegen EUR 2,88 in Briefmarken.*

Liebe Leserin, lieber Leser!

Gesundheit ist möglich – und für jeden von uns machbar, mit einfachsten Mitteln direkt aus dem Heilgarten der Natur. Überzeugen Sie sich selbst: Unsere Rat-Geber sind • lebenspraktisch ausgerichtet und „zupackend", die Empfehlungen leicht und sofort • in Selbsthilfe eigeninitiativ zu verwirklichen. Zwischen geduldigen Worten und gesundmachender Tat klafft kein unüberwindlicher Abgrund, wie dies bei allzu theoretisch ausgerichteten Werken oft der Fall ist.

Verlag Ganzheitliche Gesundheit
Norbert Messing
Postfach 12 17
76 663 Bad Schönborn
Tel. (0 72 53) 37 18 / Fax 3 39 55
http://www.messing-vgg.de
E-Mail: info@messing-vgg.de

Informieren Sie sich! Wehren Sie sich!
Krankmacher JOD

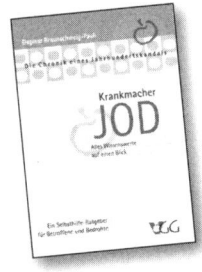

Seit 1989 sind wir Versuchskaninchen in einem sehr riskanten Experiment: Die • **Kochsalzjodierung bringt schwere Gesundheitsrisiken** mit sich und • **macht erwiesenermaßen krank.** Verbraucherschutz existiert auf diesem Sektor nicht mehr:

Kritische Stimmen werden im Keim erstickt, • **„König Kunde" wird systematisch getäuscht.** Denn Jod-Zusätze sind seither • **selbst dann in vielen Produkten drin, wenn davon nichts auf der Packung steht.** Lesen Sie mehr über diesen • **verdrängten Lebensmittel-Skandal,** damit Sie nicht Opfer einer leichtfertigen, unüberlegten Kampagne werden! In unserer Neuerscheinung erfahren Sie ganz konkret, wie Sie die Gefahren erkennen und mindern und wo Sie kompetenten Rat finden.

1. Auflage 2002, 64 Seiten

64 S., € 7,50 / ISBN 3-927124-40-0

„Revolution in der Naturheilkunde!"
Gesund und fit durch Ölsaugen

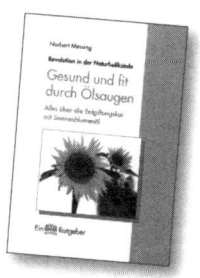

Die Ölziehkur kann bei ganz unterschiedlichen Krankheiten oft erstaunlich schnell helfen: Im Falle von Allergien und Augenleiden ebenso wie bei Kopfschmerzen/Migräne, Infektanfälligkeit, Rheuma (Arthritis, Arthrose) oder Zahnfleischerkrankungen sowie zahlreichen weiteren Leiden. Kaum eine andere Naturheilmethode • **entgiftet den Körper** so gründlich wie die Kur mit Sonnenblumenöl. Außerdem schützt sie sehr wirksam vor gefürchteten chronischen Leiden (Herz-Kreislauf, Stoffwechsel, Krebs u. a.).

In der Neuerscheinung erfahren Sie alles, was Sie für die erfolgreiche Anwendung brauchen. Mit aktuellen • **neuen Erkenntnissen** zu den Wirkungsweisen, einem • **Praxis-ABC der besten therapeutischen Öle,** Techniken wie der • **Ayurveda-Mundspülung** oder • **Aromatherapie.** Der Leser findet ausführliche Hinweise zur Behandlung einzelner Leiden, einschließlich spezieller Ölziehkuren zur zusätzlichen Intensivierung der Entschlackung und Entgiftung.

Neuerscheinung

78 S., € 11,50 / ISBN 3-920788-44-3

Gehirnnahrung & Fitness für die grauen Zellen
Geistig jungbleiben bis ins hohe Alter

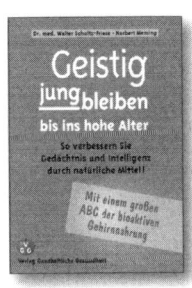

Ein bekannter Ganzheitsmediziner offenbart hier das Geheimnis • **anhaltender geistiger Jugend** und zeigt, wie • **Gedächtnis, Konzentration** und **Intelligenz** dauerhaft erhalten oder gestärkt werden können.

Als wahre Lebenselixiere für das Nervensystem erweisen sich dabei • **natürliche Wirkstoffkomplexe,** die auch das wirksamste Mittel darstellen, um schweren Formen von Hirnleistungsstörungen vorzubeugen (Demenz, Alzheimer Krankheit). Bemerkenswerte, geradezu beispielhafte klinische Versuche, die mit solchen „Geheimrezepten" bereits vor Jahrzehnten unternommen wurden, haben hierzu erstaunliche – zwischenzeitlich leider vergessene – Erfolge erbracht. Mit Hinweisen zu geeigneten Methoden des „Hirn-Joggings" und einem • **„Lexikon der gehirnaktiven Bio-Substanzen und Lebensmittel".**

128 S., € 9,20 / ISBN 3-927124-06-0

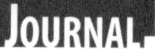

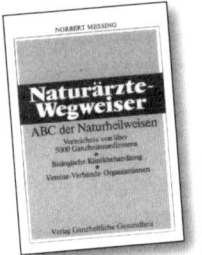

Ein Standardwerk der „sanften Medizin"
Naturärzte-Wegweiser

Das große ABC der Naturmedizin mit vielen Adressen, Infos, Tipps: Anschriften von weit mehr als • 5.000 Bio-Ärzten (Homöopathie, Naturheilverfahren, Akupunktur), • Zahnärzten, Tierärzten. Fast • 100 Kliniken für Ganzheitsmedizin. Szene-Infos: zahlreiche Anlaufstellen für • naturheilkundliche Selbsthilfe. Überblick zu • Ausbildungsmöglichkeiten für Laien (Gesundheitsberater, Heilpraktiker u. ä.) und Therapeuten. Mit ausführlichen zusätzlichen aktuellen Info-Blättern mit Adressen und Anregungen sowie einem Lexikon der erfolgreichsten Bio-Therapien.

6. Auflage
160 S., € 9,20 / ISBN 3-927124-02-8

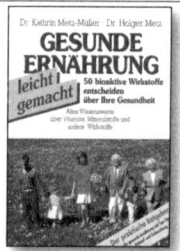

„Erkenne das Antlitz und hilf dem Körper!"
Sprechende Gesichter

Als Standardwerk, das immer zur Hand sein sollte, hat man das Buch nach Erscheinen bezeichnet und gefeiert. Die • Antlitzmethode erleichtert es jedermann, Einblicke in Veranlagungen, Seelenleben des Gegenübers (auch in Gestalt des Spiegelbildes) zu gewinnen. Sie ermöglicht es uns vor allem, • Krankheiten auf einen Blick zu erkennen. Viele Farbfotos schulen den Leser und Betrachter sehr anschaulich und lebensnah in dieser Fertigkeit. An die daraus resultierenden Diagnosen schließen sich aber auch noch • konkrete biologische Therapie-Empfehlungen eines namhaften Naturheilkundlers an.

gebunden
221 S., € 22,50 / mit vielen Farbfotos

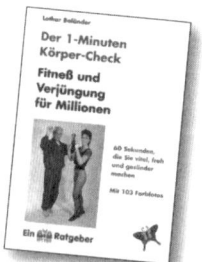

50 „Bioaktive Substanzen" im Überblick:
Gesunde Ernährung leicht gemacht!

Hier erfahren Sie alles Wesentliche über die wichtigsten • 50 bioaktiven Substanzen, aus denen sich Wohlbefinden und Lebensfreude aufbauen. Die ganze Garde an • Schutz- und Wirkstoffen ist vertreten: Vitamine, Mineralstoffe, Spurenelemente und eine Vielzahl ebenso kostbarer Wertspender wie Coenzyme, Cholin, L-Carnitin, Lecithin, Milchsäure... Alle werden übersichtlich tabellarisch vorgestellt, mit Hinweisen auf die gehaltvollsten Lebensmittel, • praktischen Einkaufstipps und Ratschlägen zur • Ernährungsumstellung.

gebunden
104 S., € 11,80 / durchgehend farbig

Fitness und Verjüngung für Millionen
Der 1-Minuten Körper-Check

Fernsehsender holten den Autor vor die Kamera, und eine große deutsche Tageszeitung schrieb: „Sportärzte sind begeistert vom • 1-Minuten Körper-Check, den der 65jährige Lothar Boländer entwickelt hat. Sein Programm ist so gut, dass es jetzt als Buch erschienen ist". Mit 48 Jahren hoffnungslos erkrankt, beschloss er, ein neues Leben zu beginnen und verordnete sich den • 1-Minuten Körper-Check, den er selbst entwickelte. Eine • Verjüngungskur, die ihn bald topfit und sogar zum Drachenflieger machte! Das Buch enthält • 103 farbige Abbildungen und ein • großes Übungsposter.

Neuauflage
80 S., € 10,20 / mit gr. Übungsposter

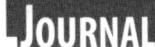

Das „Stück Lebenskraft" auf dem Prüfstand

Krank durch Fleisch?!

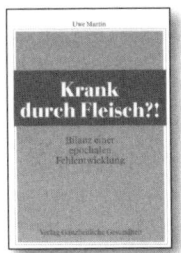

Sind Fleischwaren dem Menschen wirklich zuträglich und angemessen? Wie steht es um • **Tierarzneimittel**, Hormone, um • **ethische Aspekte** der Massentierhaltung?

Der vorliegende Ratgeber präsentiert alles Wesentliche zum Thema einschließlich eines ausführlichen Anschriftenkataloges (Verbraucherschutz-Initiativen u. a.).

1. Auflage

48 S., € 5,20 / ISBN 3-927124-09-5

Verschlüsselte Körperbotschaften erkennen

Sinn der Krankheit

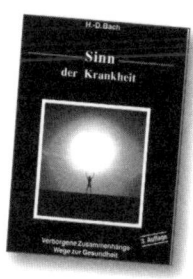

Dem Wissenden, der genau hinzuschauen gelernt hat, offenbaren sich gerade im Falle von körperlichen Leiden unerhört wertvolle • **verborgene Sinn-Zusammenhänge**. Die Entschlüsselung dieser geheimen Botschaften bietet ein vollständiges • **Programm für die Heilung vielfältiger belastender Krankheiten**, egal welcher Art oder Ursache. Der Autor des Ratgebers, ein renommierter Naturheilkundler, weist hier präzise nach, warum bestimmte • **negative Gefühle ein ganz spezielles Organ erkranken lassen**. Er zeigt aber auch auf, welche positiven Empfindungen die Organe wieder gesund machen und ergänzt dies durch ausführliche • **naturmedizinische Behandlungsempfehlungen**.

3. Auflage

232 S., € 15,50 / Standardwerk!

Sich besser fühlen durch Fingerdruck

Japanisches Heilströmen

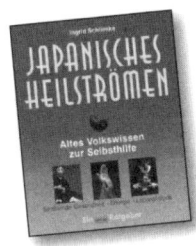

Das • „Heilströmen" hat nichts mit Elektrizität aus der Steckdose zu tun. Das Geheimnis dieser uralten fernöstlichen Methode sitzt vielmehr • **in besonderen Energiepunkten** unseres Körpers. Was Sie im Fall einer Befindlichkeitsstörung brauchen – ob nun bei Schmerzen oder Erkältungen – sind nur Ihre eigenen Finger. Schon nach wenigen Tagen Anwendung fühlt man eine deutliche • **Vitalisierung**. Oder man wendet das Heilströmen zur allgemeinen Kräftigung und innerhalb einer • „**energetischen Hausapotheke**" bei allen akuten Problemen an. Ingrid Schlieske, die das Heilströmen seit langem praktiziert, bestätigt: • „**Ich fühle mich heute mit meinen 60 Jahren doppelt so gut wie vor 20 Jahren!**"

gebunden, 217 Seiten

€ 22,50 / viele farbige Abb.

ABC der Aromen und Heil-Essenzen

Im Garten der Düfte

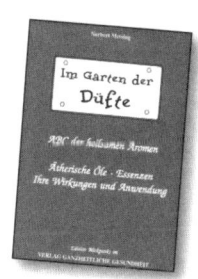

In diesem übersichtlichen Werk erfahren Sie alles über die Möglichkeiten • **heilsam-balsamischer Duftöle** für alle Lebenslagen, für kranke und gesunde Tage, Körper und Seele.

Aus dem Inhalt: Was sind „ätherische Öle" oder „Essenzen"? Hauptwirkungsweise der Duftöle, Duftöle in der Anwendung (Inhalation, Massage, Einnahme, Duftlampe), • **Therapie mit Aromen**, großes • **Lexikon der Duftöle** (von Anis bis Zypresse).

80 S., € 7,70 / ISBN 3-927124-20-6

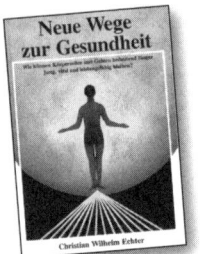

So bleiben Sie jung an Körper und Geist
Neue Wege zur Gesundheit

Das Buch behandelt zentrale Problemfelder des Organismus. Beispielsweise: Wie bremst man den • Alterungsprozess der Körperzellen? Der • präzise funktionierende Darm: ein solides Fundament, um länger jung, gesund und vital zu bleiben. Welche speziellen • Heilwirkungen haben die einzelnen • Gemüse, Obst-, Getreide- und (Wild-) Kräutersorten? Darüber hinaus enthält der Ratgeber zahlreiche Tipps bei Verdauungsstörungen und Kostumstellung, führt nützliche • natürliche Enzymquellen auf und beispielsweise auch 21 pikante und • symbiosefreundliche Rezepte zur Regeneration der lebenswichtigen Darmflora! Der Autor ist Leiter eines Gesundheitszentrums und bildet seit Jahren als Dozent Gesundheits- und Ernährungsberater aus.

gebunden
196 S., € 13,50 / ISBN 3-927124-13-3

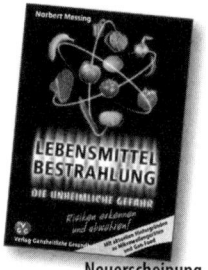

Krank durch Strahlenkost?!
Lebensmittel-Bestrahlung

Radioaktiv bestrahlte Lebensmittel gibt es bei uns bereits in den Geschäften – mit stark steigender Tendenz. • Schadet solche „Strahlen-Kost" dem Konsumenten? Vieles spricht dafür. Hier erfahren Sie den Stand der unschönen Dinge und • wie Sie sich sofort und in Zukunft effektiv schützen können. Dies gilt auch im Hinblick auf • Mikrowellen (-Geräte) und • Gen-Food. Mit vielen Adressen und einer großen • Übersicht zu Bestrahlungsanlagen und den zahlreichen • bestrahlten Erzeugnissen (von Gewürzen, Gemüsen und Früchten bis Garnelen und Fleisch).

Neuerscheinung
128 S., € 9,20 / ISBN 3-927124-32-X

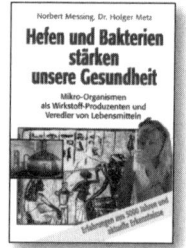

Von Probiotika und „heilenden Keimen"
Hefen und Bakterien stärken unsere Gesundheit!

Wussten Sie, dass viele chronische Leiden in einem abwehrstarken Körper keine Chance haben, und dass bestimmte Mikroorganismen für • „Immunität", Unverletzlichkeit sorgen können? Wussten Sie, dass Hefen bei Mykosen (Pilzerkrankungen) helfen? Wussten Sie, dass es bei den Lebensmitteln ein „probiotisches Prinzip" (= für das Leben statt „Antibiotika" = gegen das Leben) gibt? Innerhalb einer solchen hochwirksamen Schutzkost gegen Herzinfarkt, Krebs, Allergien u. a. spielen • fermentierte Lebensmittel (Milchsäurebakterien, Hefen) eine besondere Rolle. Alles Wissenswerte dazu – praktisch ausgerichtet und allgemeinverständlich geschrieben – erfährt der Leser im vorliegenden Ratgeber.

2. Auflage
150 S., € 11,80 / ISBN 3-927124-17-6

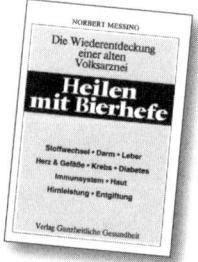

Die Wiederentdeckung einer alten Volksarznei
Heilen mit Bierhefe

Bierhefe erweist sich als • Gesundheitsförderer der Extraklasse und gilt als „größte Entdeckung der Ernährungsforschung" – als der • „Wirkstoffmulti" der Natur schlechthin (Vitamine, Enzyme, Spurenelemente, Cholin, Glutathion u. a.). Die Erfahrungen der Medizin sind beeindruckend – ob es nun um • Lebererkrankungen, Diabetes, Herz-Kreislaufleiden, Störungen der • Geistestätigkeit oder den • Schutz vor Umweltgiften geht. Bierhefe zeigt sich als hilfreich bei • chronischen Verdauungsbeschwerden, • Hauterkrankungen, • Hämorrhoiden, und Forschungen deuten sogar auf ausgeprägte • krebsfeindliche Wirkungen hin. Das Buch erklärt anschaulich und allgemeinverständlich, • wie man die Vorzüge des bemerkenswerten Einzellers optimal und ohne großen Aufwand in der täglichen Ernährungspraxis nutzen kann!

6. Auflage
100 S., € 9,20 / ISBN 3-927124-01-X

Den Körper entsäuern & entgiften
Die Acidose-Selbstmassage

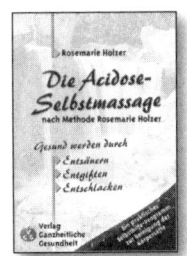

Die Entsäuerung,Entgiftung, • **Entschlackung des Säftesystems** unseres Körpers weist einen naturgemäßen, ursächlichen Weg zur Gesundung,Vitalisierung und zu höheren Stufen des Wohlbefindens. Ein wertvolles und neuartiges Hilfsmittel zur „Klärung der Körpersäfte" stellt die • **Acidose-Selbstmassage** dar. Der Ratgeber enthält ein • **vollständiges Programm** an erprobten und bewährten Übungen – alles anschaulich mit Abbildungen präsentiert und für die sofortige Umsetzung in die Lebenspraxis bestens geeignet. Eigene Kapitel erläutern die Gründzüge und • **Bedeutung des Säure-Basen-Haushaltes** und eines • **intakten Lymphsystems** für unser persönliches Gesundheitsschicksal. Denn eine wirkungsvolle Entgiftung verhindert zuverlässig chronische Leiden und vorzeitiges Altern.

1. Auflage

56 S., € 9,20 / ISBN 3-927124-36-2

Großer Gewinn durch kleinen Verzicht
Fit durch Fasten!

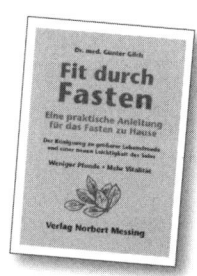

Die aktuelle Neuerscheinung vermittelt alles, was Sie wissen müssen, um eine Fastenkur in Eigenregie erfolgreich und ohne Risiko durchführen zu können. Wichtige Fragen werden vorab geklärt: • **Für wen ist Fasten geeignet? Bei welchen Krankheiten?** Schritt für Schritt erfährt der Leser, wie er vorzugehen und was er zu besorgen hat. Ausführlich wird das bislang vernachlässigte Kapitel • **„Fasten und Entsäuerung"** behandelt, ebenso die • **äußere und innere Reinigung** und schließlich auch das richtige Fastenbrechen. Bewährte • **Rezepte**, Hinweise auf nützliche • **Heilkräuter** sowie die besten • **Fastengetränke** und anderes mehr runden den Ratgeber ab. Der Autor ist ein erfahrener Arzt und Fastenleiter.

1. Auflage

48 S., € 5,20 / ISBN 3-927124-31-1

Nur aus reinen Brunnen schöpfen wir Kraft
Das kleine Handbuch vom gesunden Wasser

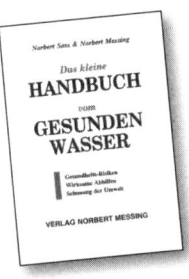

Wasser ist das „Beste aller Dinge" für unsere Gesundheit – doch sind seine Quellen heute oft durch Schadstoffe (Chlor, Nitrat) getrübt. Der neue Ratgeber bietet hier eine Bestandsaufnahme und zeigt beispielsweise, wie • **krebserzeugende Nitrosamine** und • **krankmachende Schwermetalle** vermieden werden können. • **Mineral- und Heilwässer** sowie verschiedene • **Filter-Reinigungssysteme** stehen auf dem Prüfstand. • **Tipps zum Wassersparen** und ein • **umfangreicher Adress-Service** zum sogenannten • **belebten Wasser** nach Schauberger, Grander u. a. runden das Handbuch ab.

1. Auflage

40 S., € 5,20 / ISBN 3-927124-28-1

Mit Rohkost ursächlich und ursprünglich heilen!
Die Gänseblümchen-Therapie

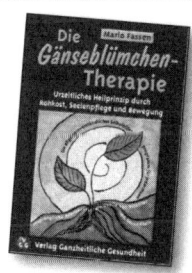

Die Gänseblümchen-Therapie bietet ein • **Selbsthilfe-Programm** zur eigenverantwortlichen Erneuerung unserer meist angeschlagenen Gesundheit. Mittel dazu sind die • **unverfälschten, reinen Gaben der Natur**, also Früchte, grüne Blätter, Wild-, Gewürz- und Heilpflanzen, Nüsse... Nur sie bewahren unsere Lebenskräfte oder stellen diese wieder her. Der Leser erhält exakte Anleitungen zu allen praktischen Fragen der Rohkost sowie • **Anregungen für ein rundum „natürliches und gesundes" Leben** (Urbewegung; geistige Gesetze für Zufriedenheit und Ausgeglichenheit u.a.). Die Gänseblümchen-Therapie repräsentiert das • **eigentliche Heilungsprinzip der Natur**. Wenn wir dem Körper nämlich Raum geben, seine Selbstheilungskräfte zu entfalten, tun sich auch in scheinbar hoffnungslosen Fällen ganz real neue Perspektiven auf.

96 S., € 8,50 / ISBN 3-927124-38-9

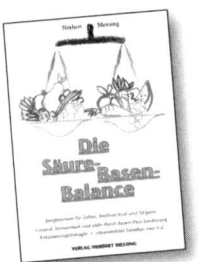

3. Auflage

80 S., € 7,70 / ISBN 3-927124-22-2

Entsäuerung = Verjüngung & Heilung
Die Säure-Basen-Balance

Macht • **Übersäuerung** krank? Wie lassen sich die entsprechenden Risiken sicher erkennen und meistern? Hier erfahren Sie von ganz überraschenden Möglichkeiten der • **Lebensverlängerung** durch Entsäuerung. Praktische Tipps zur effektiven Schutzkost in Form einer von jedem leicht zu praktizierenden • **Basen-Plus-Ernährung** schließen sich an. Umfassende Tabellen geben Auskunft zum Säure- und Basengehalt aller üblichen Lebensmittel, und zwar auf der Grundlage • **neuester Analysewerte!** In der 3. Auflage ausführlich beschrieben: Warum praktisch alle chronischen Leiden heilbar sind. • **Azidose-Therapie konkret**: Entsäuerung nach Dr. med. Renate Collier.

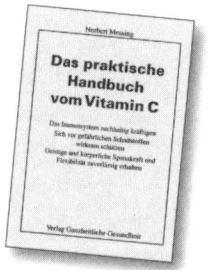

3. Auflage

80 S., € 7,70 / ISBN 3-927124-14-1

„Wunderwaffe Vitamin C"
Das praktische Handbuch zum Vitamin C

Vitamin C ist eine ganz einzigartige „Superwaffe" der Natur im täglichen Ringen um unseren wertvollsten Besitz: die Gesundheit. Der Ratgeber zeigt Ihnen, wie Sie die geradezu wundersame Wirkung des Stoffes konkret und sofort für Ihr Wohlergehen nutzen und • **Ihr Immunsystem nachhaltig kräftigen** können (z. B. gegen Krebszellen, Bakterien oder Viren). Der Leser erfährt, wie er • **sich vor gefährlichen Schadstoffen zu schützen** vermag (z. B. Schwermetalle oder Chemikalien und Radioaktivität). Es wird darüber hinaus gezeigt, dass es möglich ist, • **jugendliche Frische auch im Alter zu bewahren** und seine geistige und körperliche Spannkraft und Flexibilität ohne Einbußen zu erhalten. • **„Wer meint, er weiß genug über Vitamin C – der irrt!"**

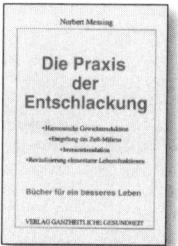

2. Auflage

80 S., € 7,70 / ISBN 3-927124-18-4

Reinigung bis in die letzte Zelle
Die Praxis der Entschlackung

Das grundlegende Buch behandelt ganz zentrale Fragen: • **Wie reinigen wir das Zellgewebe** des Organismus und erlauben einen ungestörten Nähr- und Wirkstofftransport? Wie schaffen wir aktiv jene Voraussetzungen, die es unserem • **Immunsystem** erlauben, seine vielfältigen Schutzfunktionen schlagkräftig zu entfalten? Hier nur einige Stichworte aus dem Inhalt: Die wichtigsten Entschlackungskuren. • **Säfte, Kräuter, Wildpflanzen.** Heilkräuter und ihre reinigenden Wirkungen. • **Säure-Basen-Haushalt.** Die Bedeutung des • **Chlorophylls.** Säfte-Cocktails für alle Lebens- und Problemlagen. • **Tagesprogramme für Entschlackungskuren**...

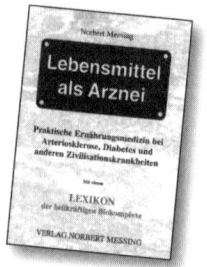

140 S., € 9,60 / ISBN 3-927124-00-1

Ein Erfolgstitel in stark erweiterter Neuauflage!
Lebensmittel als Arznei

Vielfältige Studien und neueste Erkenntnisse der medizinischen Ernährungsforschung lassen daran keinen Zweifel: Es gibt inzwischen überwältigende Beweise dafür, dass • **Herzinfarkt** und • **Arteriosklerose**, vielfältige • **Krebserkrankungen**, • **Diabetes** und andere Stoffwechselleiden sowie die sogenannten • **Alterserscheinungen** durch hochwertige natürliche Nahrungssubstanzen vermeidbar, beeinflussbar, ja in vielen Fällen heilbar sind! Als Heilmittel erweisen sich in diesem Falle ganzheitliche • **„Lebensmittel-Integrale".** Eine praxisorientierte Anleitung, um diese zu nutzen, gibt das soeben neu erschienene Buch mit einem ausführlichen • **„ABC der heilkräftigen Lebensmittel"!**

Sensationell einfach – sensationell gut
Zilgrei – Aktiv gegen den Schmerz!

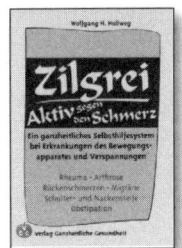

Zilgrei ist ein neuartiges, so einfaches wie wirkungsvolles Selbsthilfesystem bei Schmerzen aller Art (von Rheuma, Bandscheiben bis Migräne). Die Methode kombiniert bestimmte • **therapeutische**, dem Schmerz entgegengesetzte **Bewegungen** mit einer speziellen • **Tiefenatmung**. Beides zusammen verbessert u. a. die Sauerstoffversorgung der erkrankten Organe und erleichtert damit den • **Abtransport von Stoffwechselschlacken**. Gelenke und Gewebe können sich erholen, reinigen, regenerieren. • **Zilgrei hat sich in vielen Fällen bewährt, wo andere Maßnahmen versagten.** Das vorliegende Buch wird vom ZDF und der Stiftung Lesen ausdrücklich empfohlen!

3. Auflage
64 S., € 7,20 / ISBN 3-927124-12-5

Heilung des Körpers durch Sanierung seiner „Wurzel"
Das große Buch der Darmreinigung

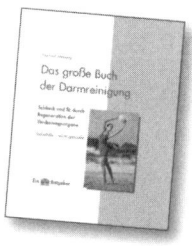

Der vorliegende neue Ratgeber bietet das • **komplette Programm zur Sanierung und Regeneration des Darmes.** Sie lernen darin • **alle bewährten Methoden** kennen (Ayurveda, Heilfasten, Mayr, Molkefasten, Colon-Cleaning nach Gray/Anderson, Heilerde-Anwendungen u. a.) und erfahren viele hilfreiche • **Heilkräuter-Rezepte** – und dies alles zur • **sofortigen Selbsthilfe.** Ein Buch mit 1000 Tipps, Anregungen, Bezugsquellen sowie zahlreichen wertvollen Hinweisen zur • **Überwindung schwerer chronischer Leiden** sowie zum • **Aufbau einer optimalen Darmflora in Eigenregie** durch besondere, selbst bereitete milchsaure Getränke. Ein weiteres Glanzlicht: Vorstellung von • **zahlreichen Bauch-Selbstmassagen** in Wort und Bild! Natürlich ausführlich behandelt: • **Colon-Hydro-Therapie,** Einlauf, salinische Wässer, Lein- und Flohsamen und Geheimtipps wie Kurkuma, Konjacmehl, Yucca und anderes mehr.

Neuerscheinung
150 S., € 14,50 / ISBN 3-920788-42-7

Eine segensreiche Symbiose
Die Darmflora

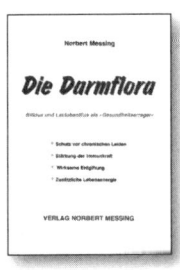

Der moderne Lebensstil schädigt vor allem unsere Verdauung und die ungemein wichtige • **Darmflora.** Hieraus resultieren verschiedene Gefahren (Rückvergiftung aus dem Darm, Krebs, Immunschwäche, Leberschädigung). Um diesen vorzubeugen, müssen wir die • **Milchsäurebildner** (Bifidus-Arten, Laktobazillen) des Darms durch unterstützende Maßnahmen fördern. Die symbiotischen Darmbakterien werden dadurch zu • **„Gesundheits-Erregern" und Schutzfaktoren ersten Ranges.** Hier lesen Sie, was wir dabei gesundheitlich gewinnen und wie wir das Wissen praktisch in die Tat umsetzen können. Neu und praktisch: Mit einem kleinen „Einkaufsführer" für besonders nützliche symbiosefreundliche Verdauungshilfen.

3. Auflage
32 S., € 4,35 / ISBN 3-927124-25-7

Unterschätzt, aber folgenreich:
Milchallergie!

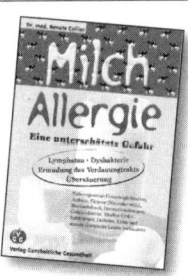

Milch macht viele Menschen krank. Ihr Verzehr fördert ganz früh schon das Auftreten von • **Kinderkrankheiten** und führt später dann u. a. zu • **Verdauungsstörungen,** • **Nahrungsmittel-Unverträglichkeiten,** • **Allergien,** • **Ekzem,** • **Neurodermitis,** • **Asthma.** Die • **Lymphe** wird zähflüssig und **staut sich.** Dadurch kann der Körper nicht mehr entgiftet und entsäuert werden. Warum dies so ist und was wir tun können, um Risiken zu vermeiden, erfahren Sie in dem neuen Ratgeber einer erfahrenen • **Naturheilärztin und Entsäuerungsspezialistin.**

64 S., € 7,20 / ISBN 3-927124-29-X

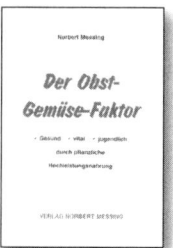

3. Auflage
32 S., € 4,35 / ISBN 3-927124-24-9

Motto fürs neue Jahrtausend: „Fit mit Früchten!"
Der Obst-Gemüse-Faktor

Die Medizin ist dem Geheimnis jener Stoffe auf der Spur, die • **Gesundheit erzeugen** und dadurch • **wirksamer als alle Arzneien** vor Herzinfarkt, Krebs, Stoffwechselstörungen, Rheuma, (Nahrungsmittel-) Allergien, Leistungsverlust im Alter schützen. Die Stoffe haben viele Namen (z. B. Flavonoide, Steroide), ihre Quelle ist jedoch leicht zu benennen: vornehmlich besondere Früchte aus Feld und Flur. Wie Sie diesen lebensrettenden • **Obst-Gemüse-Faktor** am besten für Ihr persönliches lebenslanges Fitnessprogramm nutzen können, erfahren Sie kompakt und gut lesbar in diesem kleinen Erfolgstitel.

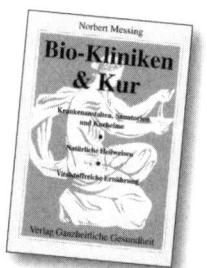

4. stark erweiterte Auflage
240 S., € 12,30 / ISBN 3-927124-03-6

Das Standardwerk in neuer, aktualisierter Auflage
Bio-Kliniken & Kur

Vorstellung von mehr als • **700 Krankenhäusern, Ganzheitskliniken, Kurheimen, Hotels und Pensionen** mit Naturheilweisen und alternativen Kostformen, ob nun Vollwertkost, Trennkost oder vegetarische Ernährung aus Bio-Anbau. Jeweils mit • **Heilanzeigen** (Herz-Kreislauf, Bewegungsapparat, Allergien, Stoffwechsel usw.). • **Lexikon naturmedizinischer Fachbegriffe**. **Wer trägt die Kosten** für stationäre Behandlungen? Mit Hinweisen auf besondere, • **ungewöhnliche Therapieformen** (Gerson-Diät, Breuß, Rohkost-Heilfasten und vieles andere mehr). Ausführliche Tipps für den • **Gesundheits-"Kurlaub"** unter anderem mit Seminaren (von gesunder Vollwertküchenpraxis bis Reiki, Yoga, Ayurveda u. ä.).

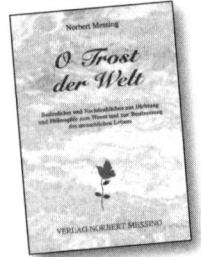

Beachten Sie die Staffelpreise!
56 S., € 5,20 / ISBN 3-927124-21-4

Nahrung für die Seele
O Trost der Welt

Ein ermunterndes, ermutigendes Geschenk für sich und nahestehende Menschen. Das kleine Buch gibt • **wertvolle Gedanken** aus Dichtung und praktischer Philosophie zu den wirklich bedeutenden Fragen unserer Existenz weiter. Sie verleihen • **seelische Kraft und Stärke**, helfen dabei, seine Tage gelassener, freudvoller zu verbringen und zur • **wahren Lebenskunst** zu finden. Die behandelten Themen sind zeitlos: Liebe, Heimat, Natur, Glück, Gesundheit, Achtsamkeit, Beruf(ung), menschliche Bestimmung, Suchen und Glauben…

Den kleinen Ratgeber durchs gelegentlich verschlungene (Gefühls-) Labyrinth des Lebens gibt es zum • „**Geschenk-Staffelpreis**": Grundpreis € 5,20. Bei Abnahme von 2-4 Expl. à € 4,10. Ab 5 Expl. à € 3,60. Bei Bestellung von 10 Expl. kostet ein Buch nur € 3,10.

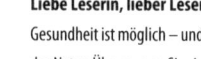

Liebe Leserin, lieber Leser!

Gesundheit ist möglich – und für jeden von uns machbar, mit einfachsten Mitteln direkt aus dem Heilgarten der Natur. Überzeugen Sie sich selbst:

Unsere Rat-Geber sind • **lebenspraktisch ausgerichtet** und „zupackend", die Empfehlungen leicht und sofort • **in Selbsthilfe eigeninitiativ zu verwirklichen**. Zwischen geduldigen Worten und gesundmachender Tat klafft kein unüberwindlicher Abgrund, wie dies bei allzu theoretisch ausgerichteten Werken oft der Fall ist.

Verlag Ganzheitliche Gesundheit – Norbert Messing

Postfach 1217 · 76663 Bad Schönborn · Telefon (07253) 37 18 · Fax (07253) 3 39 55

http://www.messing-vgg.de · E-Mail: messing-vgg@t-online.de